看護師のキャリア論

Talking about My Own Nursing Career

勝原裕美子

本書は発行元がライフサポート社から照林社へ変更しました。
2017 年 8 月 30 日初版第 8 刷発行の『看護師のキャリア論』と同一の内容です。

照林社

Contents

はじめに

『看護師のキャリア論』。たいそうなタイトルをつけることになった。本当に伝えたいメッセージは、実は表紙のサブタイトルにある。「多くの節目を越えて生涯にわたる成長の道筋を見出すために」。

本書の原型は、雑誌「看護実践の科学」に2005年4月から2007年3月まで24回にわたって連載した「看護師のためのキャリア論」である。教員時代、卒業式で見送ったばかりの看護師が、1年足らずで退職の意向を示すという経験を何度もした。管理者研修の講師をしていると、スタッフへの教育支援や看護師定着に向けた取り組みが空回りしてしまう話を何度も聞かされた。そのたびに、大事な人が傷つけられる感覚が襲い、ひどい悲しみを味わった。その一方で、成長がはっきりわかるような卒業生からの嬉しい便りをもらったり、実習中に学生に対して自分の看護観を活き活きと語ってくれる看護師に出会ったりすると、心の底からありがたく嬉しいと思った。

たくさんの看護師の生き方に触れ、感じたことをいつも持ち歩く手帳に書きとめていた。そのメモ書きを構成し直し、ライフサポート社の佐藤信也社長に連載したいがどうだろうかと見せたのが事の始まりだった。人的資源管理やキャリアに関する本は世にたくさん出ているが、管理者の目線ではなく、現場の看護師の目線で語るこの手の本がないと思っていた。そして、キャリアというからには、どこかの一時点ではなく、連続したプロセスとして看護師の成長を描きたかった。

連載のイメージとして次の3つが当初から頭の中にあった。

- 看護学生が看護師となり、病院に就職してから定年を迎えるまでの過程で経験すると思われるさまざまなキャリア上の現象を解説する。
- エッセイでもなく学術書でもないが、どちらの要素も組み込み、広い読者層に読んでもらう。そのためには、「現場にフィットするリアルな感覚」と「理論のフレーバー」の両方を盛り込む。

- 連載終了時には、一人の看護師のキャリアの軌跡を追えるようなイメージの本として出版する。

連載が決まり、最初の２つのイメージを具体化するためにどうすればいいかをつらつらと考えていたとき、出張中のビジネスホテルで夜中にふと思いついたことがあった。各回の連載の冒頭部分で、看護師に起きうる一般的なキャリア上の現象を事例形式で書き、残りのページでその解説をするというのはどうだろうか。可能なら、一人の人物が看護学生から病院看護師になって中堅になって管理者になって引退するまでの様子を描きたい。この思いつきが非常によいもののように思えて仕方なく、朝起きたら忘れてしまうのではないかという不安もあって、日付けが変っていたにもかかわらず佐藤社長の携帯に電話をかけてもよいかとメールした。幸い、すぐに返事をもらうことができ、夜中に興奮しながらこの思い付きを話したのを思い出す。

結局、キャリア選択は多様であることから、同じ一人の人物の成長発達を追うことはやめ、各回異なる人物を登場させることにしたが、この企画をライフサポート社が全面的に支持してくださったのはありがたかった。今回予定どおり加筆修正を経て出版の運びとなったのも、いつも変わらず支えてくださったおかげだと感謝している。

本書の構成は連載時とほぼ同じであるが、６つの大きな括りを作り、章立てした。

第１章「看護師にとってのキャリア」では、キャリアの基本的な考え方を概説している。「キャリア」は日本語として定着した言葉であるため、わかったような気持ちになって使われているが、きちんと言葉の意味をとらえると、実は広がりと深さのある奥深い言葉である（§ 1）。§ 2では、そのキャリアをデザインするという考え方を紹介する。§ 3では、看護師が自らのキャリアを考えるときに、看護の仕事が社会からどのように見られているのかが大きく影響するということを説明する。

第2章「フェイズⅠ　看護師になる」は、看護学生から看護師への移行期のキャリアを扱う。移行に伴って必ず問題になるのがリアリティ・ショックであり、その種類や原因などについて触れる（§ 4）。また、リアリティ・ショックをより深く説明するために社会化という概念を用い、看護師には2つの異なる種類の社会化が同時に求められるために負担感が募ることを説明する（§ 5）。学生から看護師への移行を支える典型的な仕組みにプリセプターシップ制度がある。しかし、必ずしも現場で機能しているわけではなく、その現実と課題について考える（§ 6）。さらに、感情労働としての看護の仕事の性質について触れ、感情のコントロールの重要性と課題を述べる（§ 7）。そして、看護師の生活とは切り離せない交代制勤務について、サーカディアンリズムとの関係や疲労対策などについて整理する（§ 8）。

第3章「フェイズⅡ　看護師としての成長」では、一通りの業務をこなせるようになった看護師がステップアップしていくプロセスについて考える。免許の取得・保持の意義について触れた後（§ 9）、一人前とはどういう人をさすのか、その見解や（§10）、臨床能力の発達段階に関する考え方を紹介する（§11）。そして、優れた臨床能力を発揮するエキスパートの判断能力に焦点を当て、経験と能力との関係について考える（§12）。また、プロフェッションフッドという一人一人の看護師が看護に向き合う姿勢について概説し、看護師としての成長にどのように関わっていくかを示していく（§13）。

第4章「フェイズⅢ　看護師が直面する壁」では、キャリア発達が順風満帆ではないことを前提に、ときには看護の仕事を離れたくなる現象、離れざるを得ない現象について考える。まず、看護師の離職傾向を整理し（§14）、昔から看護師には多いとされる燃え尽き症候群の原因と燃え尽きからの回復過程について触れる（§15）。§16では、“仕事と家庭の両立”という古くて新しい課題をもたらす女性のライフ・イベント、結婚・出産を取り上げる。§17では、仕事を通して見聞きしたり自らが体験するモラル・ディレンマが、キャリア発達にどう影響するかを述べる。

第5章「フェイズⅣ　看護師としての新たな飛躍」では、キャリア発達上のいろいろな節目をポジティブにとらえ、さらなる成長に結びつけて考える。ここではまず、仕事へのかかわり方についてコミットメントという概念を紹介する（§18)。その上で、今とは異なる新しい役割を主体的に担うことや（§19)、専門職として学び続ける姿勢（§21）などについて触れる。§20では、ジェネラリストとして活躍するか、スペシャリストとしての道を歩むかを決める節目について考える。§22では、新たな概念として看護師が組織の内外で起業することの可能性について触れる。

第6章「フェイズⅤ　看護の継承」は、キャリア後期を扱う。中高年の看護師のキャリアにはこれまでほとんど目を向けられることがなかったが、実際には大勢の中高年看護師が就労している。§23では、その生き方がキャリア初期・中期の看護師のモデルになりうることを述べる。そして最後の章では、引退を迎える看護師の気持ちや引き際のあり方などについて触れる（§24)。

さて、本書が想定する読者について触れておきたい。

多くの看護師が病院でキャリアを積むため、想定している読者の主軸は病院看護師である。私自身が病院で勤務していたとき、すべての生活はその日が何勤務であるかによって構成されていた。当時の手帳には、日勤・準夜・夜勤・早出・休みの印しかついていない。生活の構成が交替制勤務によって制約される感覚は、一度出勤したら院外の空気を吸うことがほとんどないという閉鎖性によって強められていた。しかし、そこに“生涯”、“体験や活動のつながり”、“プロセス”といったキーワードから成るキャリアという概念を放り込むことで、生活や生き方が豊かになる感じがする。今、病院で看護師をしている人たちには、その拡がりを感じてほしいと思っている。どんな病院に就職したのか、どんな人と出会ったのか、どんな支援を受けられたのかなどというキャリアに影響することには運やツキもある。でも、もしもキャリア発達における幾多の節目を一人ひとりの看護師が意識するようになれば、看護師としての生き方をより積極的に自分に引き寄せることができるだろう。また、後輩看護師のキャリア発達を節目ごとに支援できるかもしれない。

次に想定する読者は看護管理者である。各章には、管理者には是非知っておいてもらいたいキーワードを太字で散りばめてある。本文中で、それらの言葉の解説を現場に結び付けて試みているので、日々のマネジメントに活用していただければありがたい。スタッフのキャリア支援のために現象を整理し、思考する一助になればと思う。

3番目に想定しているのは、これから看護師をめざす看護学生である。本書は、理想論をできるだけ省き、現実の看護師のキャリアにまつわる課題を24種類の切り口で描いている。卒業後すぐに出くわす節目、数年後に生じうる節目、ずっと先に感じるかもしれない節目。それらのキャリア上の節目を短期、中期、長期と予期的にインプットすることで、主体的、積極的に自らのキャリア発達に関わってもらえれば嬉しい。

最後に想定しているのは、専門職や女性のキャリア発達に興味を持つ研究者である。本書でとりあげた節目の数々は、看護師のキャリア発達の過程で典型的に起きうるものである。しかし、免許をもってキャリアを歩むことの意義や、専門能力の発達とキャリア発達が密接に関わることなどは、どのような専門職にも共通していると推測される。また、看護師は女性が95% 程度を占める職業である。そのため、女性のライフサイクルに特徴的なイベントや課題がキャリア発達に影響することが如実に現れている。女性のキャリア発達とその支援を考える上で、ヒントにしていただけることがあると思われる。

本書の刊行にあたっては、連載中から多くの人のお力添えとご支援をいただいてきた。連載の編集を担当くださった看護の科学社の赤塚静子社長には、締め切りが遅れがちだったにもかかわらず、毎回必ず暖かなコメントをいただき、24回気持ちよく連載させていただいた。連載期間中は兵庫県立大学看護学部の教員であったため、初稿を組織看護学講座の当時の大学院生（瀧上菜桜氏、市本裕美氏、木下智香子氏、矢野祐美子氏、荻野待子氏、神田知咲氏、林由希氏）や同僚のウィリアムソン彰子氏に読んでもらい、最初の読者としての率直な感想をもらうことができた。神戸大学大学院経営学研究科の金井壽宏教授には、連載が終わったらいい本になるから頑張りなさいと声をかけ続けてもらった。また、サブタイトルに「節目」という表現を入れる提案もしてくださった。本書の刊行に当たっては、ライフサポート社の大久保ますみ氏が非常に熱心に辛抱強く編集作業に当たってくださった。記して皆さんに感謝の気持ちを伝えたい。

そして、何よりもこれまで私に語りかけてくださった数え切れないくらいたくさんの看護師にお礼を言いたい。研究調査でのインタビューの語り、研修中でのグループワークの発表やコメント、学部や大学院でのゼミ、インフォーマルな集まり、卒業生たちからの近況報告など、『看護師のキャリア論』というたいそうなタイトルの本を書く原動力となったのは、すべて現場の看護師からの生の声である。

人の生活と生命と生き方を支えることを生業とする看護師たちが、この本を読んで、自分自身の生活と生き方にそっとでいいから拍手を送ってもらえれば、筆者としてそれに勝る喜びはない。

平成19年8月
勝原裕美子

1

第１章

看護師にとってのキャリア

よく耳にする「キャリア」という言葉。実は、その言葉のもつ意味は深く広い。その深さと広がりは、過去・現在・未来をつなぐ生涯というスパンからくる。看護師がそういう視点でキャリアをとらえるには何が必要なのだろうか。

§1
キャリアの考え方

[これからどうしようかと悩むあるキャリア７年目看護師の話]

……最近、やれ認定看護師だの、やれリスクマネジャーだのと、研修を受けたり資格をとったりと周囲が騒々しい。私なんて、普通に看護師して、適当なところで結婚して、続けられたら続けたらいいし、続けられなかったらいったん辞めて、またいつか復帰すればいいくらいに思ってた。

認定とかの資格をとって働いている人をみると、私だって看護師になってもう７年にもなるんだから、ぼやぼやしていちゃいけないんだろうなって思うけど､今の急激な動きについていけない。そういえば、３年目くらいまでは、院内の研修がたくさんあってよく参加してたけど、今は委員会だとか、係りの仕事が多くなって、自分が学ぶ場っていうのがないような気がする。看護協会がいろいろ研修をやってるから、年に１度くらいは参加してみてはいるけど、そんなもんかな。

私の勤務している病院には、感染管理と皮膚・排泄ケアと不妊看護の認定看護師がいる。今も誰か知らないけど糖尿病看護を受講しに行っているみたい。師長さんには、来年あなたどうするの？って、年に１回聞かれるけど、特に希望する病棟があるわけじゃない。異動の話がきたら前向きに考えてもいいかなと思ってはいるけど、今さら異動しても、行った先の病棟で新米扱いされるかもって思うと、ちょっとひいちゃうところも正直言ってあるな。今度の秋の面接までには考えておかなきゃと思うけど、なんか、こうやっていつも１年が過ぎているような気がする。結婚とか出産とか、何かイベント的な機会があれば、自分は今後どうすればいいのかってことを、もう少し現実的に考えられるような気がする。でも、特にそういうこともないから、３交代勤務を繰り返しているうちに、また１年経っちゃってたということになる。同じことの繰り返しなんだよね。

思い切って、看護系大学に編入するとか、放送大学に入るってこととかを考えた方がいいのかな。あと２〜３年したら、主任になるようにって言われるかもしれないし。それもなんか違う感じがするんだよね。主任って、３交代しながら管理の仕事もしなきゃいけないから、大変そうだし。

そうそう、そういえば、今度、「看護師のキャリア論」とかっていう講演があるらしい。キャリアって、最近よく聞く言葉だけど、カタカナだとなんだか難しそうに思えるんだよね。だけど、新人から看護部長まで誰が参加してもいいって書いてあるから、わかりやすく解説してもらえるかもしれないな。私がなんとなく感じていることを、ちゃんと考えてみるきっかけになるかもしれない。なんか、そう思うとこの講演が楽しみになってきた。同期の子も誘ってみようかな……。

「自分たちの世界」と「一般社会」

病院組織に勤務している看護師と話をしていると、自分たちが仕事をしている看護の世界との対比で「一般社会では……」というフレーズがよく使われる。たとえば、「看護師って一般社会のことをあまり知らないね」とか、「一般社会の人たちには、なかなかわかってもらえないことだけど……」とかという表現だ。看護師自身が、自分たちの世界を一般的ではないと認識しているとはどういうことか。サービスを提供する相手が何らかの健康上の問題をもっているということなのか、それとも自分たちがライセンスをもち特殊な技能を備えている集団だということなのか。そういったことも大いに関連しているだろう。

だが、それだけでは説明をつけにくい。「看護社会」と「一般社会」とを二分しているということ、すなわち看護社会と一般社会とを区分する境界線があるということの本質は、看護社会がその内部だけで物事を終結させてしまうダイナミズムをもっているということに他ならない。

このことをできる限り客観視した上で、やや肯定的に表現すれば看護社会は凝集性が高いということであり、やや否定的に表現すれば看護社会は閉鎖的だということになる。なぜそうなるのかということを空間と時間で考えてみたい。看護師のほとんどは医療機関に雇用されているが、勤務中に利用する空間は限定されている。主には、所属している部署の職場であり、検査室やリハビリ室、あるいは食堂に行くことはあってもそこで落ち着いていることはない。緊急事態を常に予測しておかなければならない担当の職場、あるいはぎりぎりの人数で運営している職場にすぐに戻らなくてはならない。極力、同じ空間を同じ人たちで共有しなければならない現実がある。

また、看護は24時間365日の継続した治療やケアに携わるという時間の切れ目のない仕事である。継続した治療やケアを行なうための仕組みである勤務交代制のもとでは、だれかが必ず勤務中であり、一斉に休んで職場の全員がリフレッシュするということが不可能だ。つまり、何か混沌とする状態があっても、ある時間が来たらいったんリセットして再スタートするという機会がない。さらに、夏期休暇や冠婚葬祭などの特別な事情で事前に調整可能な場合を除いては、月末にならないと来月の自分の勤務日がわからない。このことは、物事を長期的にではなく、短期的な時間幅でとらえざるを得ない状況を作り出している。

①仕事内容の守秘が求められる、②限られた空間において仕事が展開される、③時間の流れに切れ目がない、④仕事の長期的な調整が自己決定できない、といった状況を何年も経験していると、必然的に仲間（集団）意識が強くなり、凝集性や閉鎖性が高まるのも無理はない。このような特徴が、自分たちは一般社会とは異なる社会で生きているという考え方を無意識のうちに看護師に備えさせたのではないだろうか。

看護師にとってのキャリア

若干前置きが長くなったが、こういった看護の特徴をおさえておかないと「**キャリア**」という言葉のもつ拡がりを感知しづらくなる。なぜなら、これまでは、看護師のキャリアといえば、組織の中で次のステップをどうするか、あるいは大学に進学すべきかどうかとか、自分のスペシャリティ（専門性）をどこに定めるかといった「進むべき道」に近い考え方に終始していた。そして、本来「キャリア」という言葉が内包している豊かな拡がりをみなかったように思えるからだ。たしかに「キャリア」には、経歴・履歴という意味もあるのだが、豊かな拡がりとは、組織内での生き方、あるいは次のステップというだけでなく、より長期的に生涯を見据えた生き方を考えるということだ。

キャリアを英語類語辞典でひくと、経歴、疾走、出世、生涯、職業、人生、速力、履歴にまつわる単語が現われる。まさにキャリアを考える上でのキーワードが並んだ感があるが、もう少し整理を進めるために、**Hall**（2002）がまとめたキャリアの４つの考え方を紹介したい[1)]。

１つ目は、キャリアを“組織内での昇進や昇格”ととらえる見方である。病院看護師が主任を経て看護師長になり、最後には看護部長になるという縦への動きがこれにあたる。

２つ目は、キャリアを“ある種の専門職にみられる体系的なステップ”ととらえる見方である。医師を例にとるとわかりやすい。医学生が研修医になり、複数の関連病院の勤務医を経て、医長になったり開業医になったりするような場合がこれにあたる。看護師の場合、これに準ずるような定型としてのステップはないが、臨床経験を積めば認定看護師等のスペシャリストになるコースが選択できるというのは、これに近い。

３つ目は、キャリアを“生涯にわたる職業経歴”とする見方である。たとえば、病院看護師を経て地域保健師をした後、訪問看護ステーションを立ち上げてそこの所長になるといったことが考えられる。誰にでもあてはまるパターンではなくその個人がどのような職業遍歴なのかということに注目する考え方である。

４つ目は、キャリアを“役割に関連した諸経験の連続で、生涯にわたる

［表１］ Hall（2002）によるキャリアを考える上での前提

①キャリアを論じるときには、成功や失敗、あるいは遅い早いは問わない。それよりもむしろ、キャリアを歩む中でどのようなプロセスがあったのかに注目する。
②キャリアの評価は、その人自身がすべきであり、他人がとやかく言うものではない。
③キャリアには、その人の価値観、態度、モチベーションにまつわるような主観的な側面と、ある仕事の申し出を受け入れたか断ったかといったような客観的な側面との両方がある。
④キャリアは、仕事に関連した体験の連続であり、プロセスである。

もの”だととらえる見方である。人は仕事や諸活動を通してさまざまことを体験する。その連なりがその人の道筋となり生涯という歴史を刻むことになる。看護師になったときに陥ったリアリティ・ショック、プリセプターを体験して感じたこと、患者の死に遭遇したときのやるせなさ、家族と一体になって患者を支えられたという感覚、そういった数々の体験が看護師である自分を創り出していく。そういった連なりをキャリアと呼ぶのである。

このような４つの考え方があることを認めた上で、Hallはキャリアを「**人の生涯にわたり、仕事に関連した諸処の体験や活動を通して、個人が自覚し得る態度や行動のつながり**」[2)]と定義している。表1[3)]にみられるように、この定義には、あくまでもキャリアの主体は個人にあり、結果ではなく体験が連続するプロセス（過程）がキャリアなのだという考え方が根底にある。

まず、キャリアの考え方は、どのように成功するかではなくプロセスを大事にするため、出世すればよいというものではない。また、キャリア評価が自分自身によって行われるべきというのは、そもそも自分自身の問題なので、自分の中にある尺度で測るべきであり、倫理的にも他人が評価することには問題があると考えられる。さらに、人が成長すると、それにともなって価値観や態度や動機は変化していくものであり、自覚的（主観的）である。他方で傍からみていてその人がどのようにキャリアを選択しているのかが明らか（客観的）なこともあり、キャリアは主観的な側面と客観的な側面との両方から成り立っていると言える。最後に、キャリアを人生そのものととらえると、あまりにもまとまりに欠ける。だからといって職業や出世だととらえるのでは、あまりにも限定的だ。そのため、正職であろうとパートであろうと、ボランティアであろうと主婦（夫）であろうと仕事の継続的な形を前提としてキャリアを語ろうというものだ。

キャリアを“生涯”というスパンでとらえ、その“プロセス”を大事にするという考え方の源泉は、**生涯発達心理学**にある。レビンソン（Levinson, D. J., 1978）[4]やエリクソン（Erikson, E. H., 1982）[5]らに代表されるように、人には世代ごとに乗り越えるべき課題はあるものの、いくつになっても成長するという考え方が前提にある。生涯という長期的視点に立てば、仕事上の役割のとりかたや仕事内容が変化する（キャリアサイクル）だけでなく、生物学的に年齢を重ねる（生物社会的ライフサイクル）という現実や、家族との関係性も変化していく（家族サイクル）ということに気づく（シャイン，1978）[6]。つまり、いくらこのままの状態でいたいと願っても、物覚えは悪くなる。子どもの教育に忙しくなったり、親の介護が必要になったりする時期もくるだろう。その分、蓄積された経験を活かしたり、教えられる側から教える側への転換を楽しんだりという側面も出てくる。それが、人はいくつになっても発達するということだ。

指標となるキャリア論

Career Developmentの訳語には、**キャリア開発**と**キャリア発達**があるが、看護界では、キャリア開発の方が定着している。そのせいか、キャリアは、これから“開発”されうるものという未来志向の意識が強いように感じられる。特に病院組織においては、院内での活躍ぶりや動きをキャリアととらえ、それを支援する働きかけをキャリア開発と位置づける傾向にある。ここでいう動きとは、昇進・昇格という縦の動き、勤務異動という横の動き、教育委員になるなどの役割取得の動き、感染管理や糖尿病看護などのスペシャリストをめざす動きである。

だが、生涯にわたる仕事に関連した諸体験のつながりがキャリアだと考えると、これから開発されることだけでなく、これまで何をしてきたか、何をすれば楽しかったのかといった過去の視点も大切になる。また、なんらかの動きがなければキャリアを積んだことにならないかといえばそうではない。このまま動かないというのも一つのキャリアの形であり、それが自覚されているのであれば、それも主体である個人の選択といえる。キャリアサイクル、生物社会的ライフサイクル、家族サイクルの3つのサイクルが変化しているにもかかわらず、このままの仕事内容・仕事の仕方を継続するという選択肢は、動くという選択肢と同じくらい重い。何も考えるすべがなくて今のままを継続してしまっていることと、自らが選び取って今の状態を継続するのとは異なるということだ。

スペシャリストの育成が促進される中で、新たな道を見出して活き活きし始める看護師もいれば、そういう看護師を後目に自らの生き様への問いかけに答を見出せないでいる看護師もいる。この本では、どちらかというと後者の看護師に焦点を当てながら、理想論ではないキャリア論を展開したいと思っている。過去から現在に連なり、そして明日へと続く道筋を展望するキャリアを、できるだけ現実に即しながら多面的に探っていきたい。

次のセクションでは、その道筋の立て方に関わるキャリア・デザインについて触れる。

引用文献

1）Hall,D.T.：Careers In and Out of Organizations,Thousand Oaks,CA, Sage,2002.
2）前掲書1）P.12.
3）前掲書2）P.10-12.
4）Levinson D .J.：The Seasons of a Man' s Life, The Sterling Lord Agency, Inc., 1978. 南博訳：ライフサイクルの心理学 上・下, 講談社学術文庫 , 1992.
5）Erikson,E.H.：The Life Cycle Completed, A Review, NY,Norton, 1982. 村瀬孝雄・近藤邦夫訳：ライフサイクル, その完結 , みすず書房, 1989.
6）Schein, E.H.：Career Dynamics：Matching individual and organizational needs, Addison-Wesley Publishing Company,1978. 二村敏子・三善勝代訳：キャリア・ダイナミクス , 白桃書房, 1991.

§2

看護師のキャリア・デザイン

[流されていることに不安をもつ4年目看護師の話]

この間、「看護師のキャリア論」とかっていう話を聴いた。看護部主催の教育講演だっていうから、出席をとったり、後からレポートを書かされたりするんだったら面倒だなって思ったけど、行ってよかったと思う。特に、「人間はいくつになっても成長する」っていう考え方がキャリア論の基本にあるっていうところが気に入った。

今までは、夜遅くまで残って研究の打合せをしたり、休みの日なんかも出てきたりしてる人のことを“成長してる”って言うのだと思っていた。私だって看護師として成長したいとは思うけど、あんなふうな働き方をしないと認めてもらえないのかと思うと、ちょっと違う気がしてた。だけど、講演を聴いて、キャリアっていうのは家族との関係性や自分の加齢などを考慮にいれた上で、仕事をどのように引き受けていくのか、その引き受け方が肝心なんだってことがわかった。仕事をバリバリやることや、主任さんや師長さんになることがキャリアだと思っていたから、ちょっとほっとした。私はまだ4年目の看護師で結婚もしていないけど、自分の生活とか彼氏と過ごす時間とかいろいろ考えた上で、看護の仕事を自分の成長に結びつけることを考えていきたいと思う。

講演を聴きながら、そもそも私が看護師になったきっかけを思い出した。それは、人の世話をするのが好きだったから。それと母親がパートの仕事を転々としているのを見てきたから、自分は手に職をもって安定した生活をしたいって思っていたこともある。看護学校に入るまでは、病院の看護師しかイメージしてなかったけど、在宅看護とか家族看護っていうのを教えてもらってからは、いつか地域で看護をしたいなって思うようになった。

だけど、すぐにではなくって、まずは技術を身につけなきゃって思って、この急性期の病院に決めた。もう４年経つから仕事にはずいぶん慣れてきたけれど、やっぱりあわただしい現場よりは、深くじっくり関わる現場の方が、性格的に向いていると思う。だからといって、いつ辞めようかとか、どこで働こうかってことを積極的に考えているわけじゃない。

同期の中には、この病院で働くのは５年って決めていて、30代前半までには青年海外協力隊に入り、その後は医療に恵まれない国と日本との橋渡しができるような仕事をしたいっていう人もいる。将来設計ができていてすごいなあって思う。その人は、周囲にも５年で辞めるって言ってるし、自分の目標のために技術をしっかり身につけたいってがんばっているから姿勢もすごい。いつか研修で彼女といっしょのグループになったとき、昼休みにいろんな話をした。なんで、そんなに目標をもってがんばれるの？って聞いたら、なんでも新しいことにチャレンジするのが好きなんだって言ってた。返事を聞いてすごく納得したけど、私の生き方とはやっぱり違うんだと思った。人はそれぞれだというけれど、私みたいに何にも決められないでいいんだろうか。このままだと自分のキャリアにとっていいチャンスがあっても、知らないうちに逃してしまいそうな不安もある。

自分にとっての仕事の価値―「キャリア・アンカー」という考え方

「看護師になる」という響きは、世間一般には、あたかもその人のキャリア選択は終了したかのように聞こえるようだ。看護師は、高校卒業後に専門の教育を受け、国家試験に合格することが求められている。それだけの時間とエネルギーをかけた結果、「看護師になる」ことは、着陸地点に到達したかのように思われるのだろう。

だが、看護師になることは、看護師を志した者にとっては入り口にしか過ぎず、そこから先をどのように歩むかは、他の仕事に就いた人と同じように悩ましい問題である。これまでは、入職後数年して辞める人が比較的多かったために、残った人たちの中で、人望が厚くて優秀な人が主任、そして師長へと管理職のコースにのっていくことが**キャリア・パス**（どのようなキャリアを歩むのかという経路）の典型であった。しかし、最近は辞める人が減ってきたことや、**スペシャリスト**になるコースが増えてきたことなどもあり、どのようなキャリア・パスを選択するかは、多くの看護師にとって現実的な課題となっている。

看護師になってからどのようなキャリア・パスを歩むかを最初に決定するのは、看護学生が就職を決めるときであろう。学生と話をしていると、たとえば、“５年間は都市部の総合病院で働いて、その後は地元に戻って保健師をする”とか、“体力のあるうちに救急救命や手術の現場を経験して、それから一般病棟に移る”といった言葉が聞かれる。そうかと思えば、“実習に行ってみて、自分はぜったい忙しい現場は合わないと思ったので、精神科やリハビリ系の病院に行く”という学生もいる。前者は、数年後の自分の将来をイメージしながらチャレンジしていくタイプ。後者は、これまでの経験や自分の性格から自分に合わないイメージを消去し、働く環境を選択していくタイプである。

このように、人がキャリアを選択していく思考はさまざまなのだが、共通するのは、その思考の過程で必ず「その仕事に就いたら、どんな自分になるのだろうか」というイメージを描くということだ。活き活きした自分、つらくてボロボロ泣いている自分、成長意欲に満ちている自分。それらは想像でしかないけれど、自分の性格や能力、あるいはこれまで自分がさまざまなことに対処してきたやり方などに基づいた想像なので、その人にとっては結構リアルなイメージとなる。

シャイン（Schein, 1990）[1)]は、**キャリア・アンカー**という概念を使って、その自己イメージのパターンを紹介している。アンカー（anchor）とは錨（いかり）のことで、港に船を停留させるときに使うおもりである。船があちらこちらに漂って行ってしまわないように、しっかりつなぎとめる役割を果たすアンカーを比喩的に用いてキャリア・アンカーとすることで、

[表2] キャリア・アンカーの種類（Schein, 1990 をもとに作表）

種類	内容
専門的コンピタンス	ある特定の分野で能力が発揮できることにやりがいや喜びを感じる
経営管理コンピタンス	管理責任のある仕事に興味をもち、問題分析力、対人関係能力、そして情緒の３つを統合させて、組織の期待に添うことに喜びを感じる
保障・安定	将来予測が可能で、雇用が保証されていて世間並みの収入など経済的な安定を得ることを求める
自律・自立	組織の制約に縛られず、組織から独立することも視野に入れて、自由に自律的に仕事をすすめて専門能力を発揮できることに喜びを感じる
起業家的創造性	創造的・建設的欲求が強く、完全に自分の努力で成果を生み出すことに喜びを感じる
奉仕・社会貢献	自分の価値観を大事にし、世の中を少しでもよくしたいという望みが強い
純粋なチャレンジ	障害や解決が困難な問題、あるいは手ごわい相手を負かすことに成功を感じることで、いったんそれらを負かすと、さらに困難な課題に挑戦しようとする
ライフスタイル	自分の仕事も家族も大事にしながらそのバランスをはかり、ライフスタイルを整えたいと考える

人が生涯に渡る職業生活において拠り所にする自己概念を表わしている。表2に示したように、キャリア・アンカーには8種類ある。

たとえば、「専門的コンピタンス」をキャリア・アンカーにもつ ICU 勤務のナースがいたとしよう。そのナースが、透析センターを開設するのでそちらに異動するようにと命じられれば、これまで自分が培ってきた専門性が発揮できないように感じられ、やる気が損なわれてしまうかもしれない。また、「起業家的創造性」をキャリア・アンカーにもつ人に、ずっと同じ病棟で他の人と同じやり方を強いていると、その人の本来のよさがいつまでも引き出せず、組織から離れていってしまいかねない。

シャインによると、キャリア・アンカーは「**才能や能力**」「**動機や欲求**」「**意味や価値**」の３つの側面から明らかになるとされている。だが、自分の才能、自分の欲求、自分の価値観などを常に意識しているわけではないし、あらためて考える機会もそう多くはない。そこで、これらを自覚するためのヒントとして、次のような問いを自分に投げかけてみることが奨励されている。

「才能や能力」を知るためには、自分は何が得意なのか、何をしていれば力が発揮できるのかを問う。「動機や欲求」を知るためには、自分が本当に望んでいるものは何なのかを問う。「意味や価値」を知るには、自分が何かをするときの判断基準となる価値観は何なのかを問う。ある問いかけに向かって内省したり、家族や友人と語らったりする中で琴線に触れるような刺激があれば、それがまさに自らの判断基準や価値観を意識する瞬間だ。自分の「才能や能力」「動機や欲求」「意味や価値」を知るということは、自分に向いていないこと、やりたくないこと、誇りに思えないことを知ることにもつながる。そのため、キャリア・アンカーは、キャリア選択の際の指針にもなるが制約にもなると言われている（Schein, 1990, p.121）。

自分にとっての生涯設計―「キャリア・デザイン」という考え方

さて、どのようなキャリアを歩むべきかの大枠を具体的に考えることを、ここでは**キャリア・デザイン**と呼ぶことにしよう。デザインという言葉は、大和言葉にすると下絵とか素描である。人によって、デザインの方法はまちまちだ。デザインしろと言われても、広げられた紙を前に呆然と立ちつくすだけの人がいるかもしれない。そうかと思えば、紙の縦横の寸法をきっちり測り、原稿用紙のようにマス目を描いてから緻密に積み重ねるようにデザインを進める人もいるだろう。また、どのあたりに何を描くのか主要な部分を決めておいて、あとからそれぞれの細部や関係性を考えるという人もいれば、中にはいきなりマジックを持って大きな模造紙に何かを描き始め、気の向くままに筆を走らせる人もいるだろう。

最初のタイプの人は、看護師になったはいいが、あらためてこれから先のことを問われて、ずっと続く先の見えない道の前で戸惑うようなイメージだ。もしくは、これまで何の疑いもなく看護師である自分を受け入れてきたが、それでこの先一体どうしたいの？と聞かれ、そんなことは考えてもいなかったことに気づくようなイメージだ。原稿用紙のようにきちんとマス目をつけないと描き始められない人は、キャリア目標（長期、中期、短期）をはっきりさせ、それに向かって今は何をすべきか、何を修得すべきか、といったことを計画的に考えて進むイメージをもつ。また、主要なポイントだけを決めて描き始める人は、人生の節目の時期はデザインするが、後は流れに任せようというイメージだ。これは、**金井**（2002）[2]が提唱している考え方で、流れに身を任せることで、キャリアを歩む上での発想を広げたり、行動のレパートリーを増やしたりできるという柔軟さが強調されている。そして、紙を前にいきなり描き始める人は、まず描いてみないと紙がどれくらい大きいのかが実感できないし、インスピレーションが働かないので、とにかく踏み出してみてから考えるというイメージだ。

この最後のタイプは、「明日は明日の風が吹く」的に、どこかいい加減さと大胆さが折り混ざった様相をもつが、実は、最近注目されるようになってきた2つの考え方に依拠している。1つは、特に大きなキャリア転換のときには、計画を立てて実行するよりも、試して学ぶことを重視するべきだという考え方である（Ibarra, 2002, 2003）[3),4)]。まず一歩を踏み出すことで、人は自分自身に気づき、向かう先を確認することができるという立場をとっている。その意味で、キャリア・アンカーという自己概念を拠り所に、キャリア・デザインの際の指針や制約にするとよいというシャインの考え方とは真っ向から異なる見解となっている。

もう1つは、「**計画された偶然性**（planned happenstance）」（Mitchell, Levin and Krumboltz, 1999）[5]と呼ばれる考え方である。偶然に起きた出来事もキャリアの中に積極的に採り入れるべきだという考え方である。ただし、何もかも偶然任せということはなく、表3に挙げたようなスキルを

［表3］ 計画された偶然性を高めるスキル

・好奇心：新たな学習機会を探索する
・継続：あきらめずに努力し続ける
・柔軟性：態度や周囲の環境を変える
・楽観性：新たな機会をできるだけ得られるように見渡す
・リスク・テイク：不確かなことに直面してもアクションを起こす

（Mitchell, Levin and Krumboltz, 1999より作表）

もっていると、生活の質を向上させるような偶然が増えるとされている。

このセクションでは、いくつか示したキャリア・デザインの方法に優劣をつけることを目的とはしていない。キャリアを考えろと言われても、どうしていいかわからず立ちつくす時期もあろうし、何でも吸収しようと新たな挑戦課題に飛び込むこともある。そこから、思いもかけない自分を発見することだってある。さまざまな経験を積むことで、自分の向き不向き、得手不得手などが明らかになり、具体的にどうありたいかが見えてくることは想像に難くない。若いときは人生の節目をデザインしろといわれてもぴんと来ないこともあろうが、経験を積み、年齢を重ねると、自ずと節目を見据えることができ、そこをデザインすることの重要性を実感することもある。そう考えると、一人の人がキャリアを歩む中で、自らのキャリアをデザインする機会や方法は複数あるのかもしれない。

あえて優劣はつけないと書いたが、それでも、キャリアをデザインするという意識があるのとないのとでは決定的な違いがあることを最後に触れておきたい。

「手に職をつけたい」「人の役に立つ仕事をしたい」という当初の希望をかなえようと思えば、看護師として働いているかぎり実現可能だ。だが、もう一歩突っ込み、「手に職をつけると何ができるのか、それをどう活かしたいのか」「最も人の役に立てると感じられるのは、どういう状況のときなのか。そういう機会を増やすにはどういう環境に自分がいればいいのか」といった問いに向かうことが、先に続くキャリアというロードを意識的に歩むことにつながる。その意識化がデザインである。

キャリア・デザインはだれのためでもなく自分のためにあり、生き方を自らに問うことを出発点としている。たとえまだ明確なデザインはできなくとも、そのような問いに答えようと意識することが、キャリアを豊かなものにしていく。

引用文献

1）Schein, E. H.：Career Anchors; Discovering Your Real Values, Jossey-Bass, Pfeiffer, SF, 1990. 金井壽宏訳：キャリア・アンカー――自分のほんとうの価値を発見しよう, 白桃書房, 2003.

2）金井壽宏：働くひとのためのキャリア・デザイン, PHP 新書 ,2002.

3）Ibarra, H.：How to Stay Stuck in the Wrong Career, Harvard Business Review, Dec. P.40-47 ,2002. マク

ドナルド京子訳：計画しても「第2のキャリア」は成功しない，ダイヤモンド・ハーバード・ビジネス・レビュー，5月号，P.121-133,2003.

4）Ibarra, H.：Working Identity;Unconventional Strategies for Reinventing Your Career,2003. 金井壽宏監修，宮田貴子訳：ハーバード流キャリア・チェンジ術，翔泳社，2003.

5）Mitchell K. E., Levin A., Krumboltz J., D.：Planned Happenstance;Constructing Unexpected Career Opportunities, Journal of Counseling & Development, 77,P.115-124 ,1999.

§3
看護師の社会的イメージ

[看護師であることを名乗りたくないある看護師のつぶやき]

初めての美容院に行くと、必ず「お仕事なんですか？」って聞かれるでしょ。私、あの瞬間がイヤなんだよね。なんだか知らないけど、身構えちゃう。「ナースです」って、ふつうに言っちゃえばいいと思うんだけど、それ言うと、「へえー」なんて妙に感心されて、次の言葉は「たいへんですねえ」に決まってる。世の中にはたいへんな仕事はいっぱいあるのに、看護師だというと、なんだか特別な目で見られるような気がするのは私だけじゃないと思う。

それに、コンパに行くと、看護師だというだけでなんだか妙に期待されちゃって落ち着かない。仕事のこととかもいろいろ聞かれるでしょ。メンバーがみんな看護師だったらまだいいんだけど、看護師っていうのが自分だけだと一人浮いた気分になるから、よっぽどのことがないと参加しないようになっちゃった。逆に、その期待を笠にきて合コンしまくっている子もいるけど。何を期待されているのかって説明するのは難しいんだけど、やさしくて崇高で清純なイメージの女性であることが期待されているように私には感じられる。看護師がみんな、そんなマザー・テレサのような人ばかりじゃないのに…。だけど、周りはそうあって欲しいと思っているんだろうなって。考え過ぎかなあ。

だから、私はあんまり自分の仕事のことを言わないし、自分から看護師だって言わない。無理に隠そうとは思わないけど、できたら職業にふれてほしくない感じ。でも、誤解してほしくないのは、私は看護の仕事がとても好きだということ。いい仕事だと思うからこそ、偏ったイメージでとらえてほしくないと思うんだろうな。

看護師の社会的イメージ

これまで、何人もの看護師や学生に「なぜ看護師を選んだのか」という職業選択動機を聞いてきた。聞く機会は、キャリア研究のデータ収集や入学試験の面接という公の場、あるいは懇親会などの非公式の場などさまざまだった。

100人いれば、100通りの答がありそうなものだが、だいたい決まったパターンに分けられる。代表的な例は、“手に職をつけたい”“母親が看護師で、やりがいがある様子を見て育った”“人の世話をするのが好き”“家族や親戚が入院したときの看護師の対応をみて、いい職業だと思った”というものだ。それぞれ、もっともな動機である。

前のセクションで書いたように、私たちが仕事を選ぶときには、自分の才能や能力、動機や欲求、意味や価値などが影響する[1)]。それらが、これから就く仕事と合うかどうかが吟味されるわけだ。まず、技能を身につけることを意味する“手に職をつける”ことは、看護師の場合、国家資格をもつことで公に保証される。どこにいても食いっぱぐれのないように、経済的に安定していたいという欲求が強い人には資格の生きる仕事がふさわしい。

また、看護に“やりがい”や“いい職業”を予感させるのは、看護の仕事に自分なりの意味づけをし、何らかの価値を見出せる可能性を予感するからだろう。そして、“人の世話をするのが好き”と自覚し、表現できることは大切だ。現場では患者を目前にして、知識と技術を駆使しながらケアを繰り広げる。人と関わり、人の世話を厭うような人が看護師になってもらっては一大事だからだ。

だが、実際の仕事内容は、就いてみないとわからないことだらけだ。就業前の人が、自分に合うかどうかを検討している仕事内容の多くは、現実の仕事というよりは印象やイメージ上の仕事に他ならない。

もちろん、一日ナース体験や、看護師である母親から聞く話などを通して、仕事の一端を垣間見る機会はあるだろう。だが、それらはあくまでも一部にしか過ぎない。

看護師のキャリア発達のきわめて初期段階において、イメージが果たす役割は相当大きい。たとえば、“人の世話をするやりがいのあるいい仕事”というイメージが強調されると、交代制勤務の厳しさや医療事故などのリスクと隣り合わせの仕事である現実などは薄らいで見える。反対に、“しんどい仕事”というイメージが強調されると、しんどさの中にどれほどのやりがいがあるのかは吟味されにくい。それなのに、その一部が全体のイメージを構成してしまう。それは、就業前の学生だけでなく看護師以外の人たちもそうだ。だから、看護師を「たいへんな仕事ですよね」と他人事のような一言で片付けられると、「それだけじゃない！」と言いたくなってしまうのだ。

マスメディアの影響

イメージとは、「現実に経験しているかのように心の中で知覚的経験を体験・構築すること」である[2)]。知覚にもいろいろあるが、看護師を臭ったり（臭覚）味わったり（味覚）することはできないので、主として見ること（視覚）を通してそのイメージが構築されている。

最も視覚に訴えるのは実物（看護師そのもの）で、病院に行ったときに出会う看護師だろう。看護師の姿を通して、患者の呼び出しをするのも仕事なのだなとか、ばたばたと走り回っているなとか、白いユニフォームが多いななどと看護師のパーツ（部分）が取り揃えられていく。

また、テレビや映画などの映像からも、看護師の姿がインプットされる。看護師を主役にした映像（「ナースのお仕事」「ナース・コール」「密着24時間感動の看護師最前線」「いのちの現場から」など）や、看護師が頻回に登場する映像（「ER」「病院へ行こう」「救急救命病棟」など）は数しれない。裏を返せば、それくらい看護師の仕事は表現しやすく、そのイメージを大衆に伝えやすいということにもなる。

それでは、看護師はどのようなイメージをもたれているのだろうか。

マスメディアが与えた看護のイメージについて、Kalisch らが行なった複数の報告を歴史的変遷をたどりながらまとめたアメリカの文献[3]がある。それによると、①慈悲の天使時代（1854 年～ 1919 年）の看護師は道徳的で神聖なイメージで描かれながらも、男性患者や男性医師との関連でマスコミに登場している。②ガール・フライデー時代（1920 年～ 1929 年）の看護師は、病院における廉価な経済力であったため、誠実・協力的・追従的・補助的な存在として表現されている。③ヒロイン時代（1930 年～ 1945 年）には、看護師が必要な教育を受け、専門性をもった仕事であることが表現されるようになる。④マザー時代（1946 年～ 1965 年）には、尊敬されるべき存在として描かれながらも、看護師は医師に追従し、結婚や子育てのためには、いとも簡単に仕事を放棄するように描かれている。⑤性対象時代（1965 年～）には、看護師がマスコットのように表現され、性的に節操がなく、奔放、軽薄、信頼性が薄いというイメージで描かれている。

この論文の文献リストをみると、Kalisch らによる一連の報告は 1980 年代初頭に行なわれたものであり、それ以降のイメージについては触れられていない。1980 年代以降のアメリカにおける専門看護師やナース・プラクティショナーの活躍などをみると、性対象の時代はすでに終わっているはずだ。だが、現在 30 代より上のアメリカ国民は、ヒロイン時代、マザー時代、性対象時代の看護師のイメージをインプットされているため、以前のままのイメージを引きずっている可能性がある。なお、この分類を日本の映画に出てくる看護師像に援用すると、ガール・フライデー時代と、性対象時代の２つのイメージでしか描かれていないという指摘[4]がなされている。

日本のマスコミや研究で扱われた看護師のイメージについては、神田[5]に詳しい。神田は、３つのリソース（1990 年から 2000 年までの日本語で書かれた看護系の文献、1995 年から 2000 年までの朝日新聞に掲載された看護職に関する発言、雑誌 NURSING TODAY のニュース・ウォッチングのコーナーで扱われた 1990 年から 2000 年までの全国の看護情報）を詳細に検討し、看護職がどのようなイメージで表現されているかを報告している。それによると、1990 年代のイメージは、「優しい」「きびきびしている」「社会に貢献できる」「体温・脈拍・血圧の測定」「忙しくきつい仕事」などである。社会は看護師を好意的でありながらも身体的・精神的にきびしい仕事としてとらえられていることがわかる。

最近の全国調査を見てみよう。日本リテイル研究所は、約1,000人を対象に、計48職種の信頼度を５段階スケールで問う職業信頼度調査を実施している。2004年度の結果[6]をみると、消防士、裁判官、エンジニア、薬剤師、看護師、医師の順位であった。看護師は、前年度２位であったので順位を落としていることになるが、前前年度は３位であったことから、対象となった職種の中では、毎年高い順位に位置していることが確認できる。

アメリカでは、Gallup社という調査会社が同様の調査を実施している。Honesty and Ethics Pollと呼ばれる職業信頼度調査では、前年に続き2006年12月の調査でもトップは看護師であった[7]。大多数のアメリカ国民が、看護師は正直で倫理的だと認めていることになる。長くアメリカで看護師をしているCancer and Blood Institute Medical GroupのAkiko Stoneさんによると、この調査結果は、アメリカの医療の仕組みに起因するという。アメリカでは、保険会社や医薬品会社との契約の中で、医師が会社の利益に貢献すれば、その見返りとして報酬をもらえる仕組みがあるのだが、看護師にはそのようなものが適用されない。そのため看護師は金銭に執着しないという非常にクリーンなイメージで見られているというのがStoneさんの見解だ[註1]。

ところが、これほど国民の信頼に厚い職業だというのに、アメリカは未曾有の看護師不足に見舞われている（アメリカだけではなく、世界中で共通する現象だが）。アメリカにおける看護師不足の主たる原因は、①看護師が高年齢化し、若年層看護師の雇用が進んでいないこと、②マネジド・ケアと呼ばれる医療政策からの転換が図られつつあり、高度医療の担い手として看護師の必要性が再認識され始めたこと、③患者・看護師比率に関する法整備が進んでおり、これまで以上の看護師数が求められていることである[8]。ふつうに考えれば、「信頼できる」という肯定的なイメージをもつ看護師が医療市場で求められているのであれば、多くの国民が看護師という職業を選択してよいはずだ。ところが、看護師を志す人が需要に追いつかず、2020年には100万人強の看護師が不足する（需要の64%しか供給できない）と見積もられている[9]から事態はかなり深刻である。

優れた看護を実践するだけの潜在的な知識を有する人は、スマートだとイメージされている他の職業、たとえば、ハイテクやIT産業関連の仕事を選択する傾向があるらしい。交代勤務で立ちっぱなしという病院での看護の仕事は昔から重労働だとされてきたが、今や、医療ミスによる訴訟と隣り合わせのリスクの多い仕事だというイメージも定着している。わざわざ、そういう仕事を選ぶ必要もないというわけだ。

自分たちが提供しているイメージ

それでも看護の仕事は不可欠だし、なんとか次の世代に看護の魅力をアピールすることが必要だ。州看護協会や諸団体がさまざまなプロジェクトを展開しているようだが、ここではペンシルバニア州ピッツバーグの例を紹介しよう。ピッツバーグでは、27の急性期病院が集まり、毎年、ベッドサイドですばらしい実践を展開している看護師にCameos of Caring賞を授けている[10]。各病院からノミネートされた看護師が栄えある賞を受け取る舞台は、あたかもアカデミー賞の授賞式のようであり、参列者もみなパーティドレスを着用する。そして、その実践能力を称えられた看護師たちの顔は喜びに輝いていると聞く[註2]。日本のように、看護部長まで勤め上げて、その貢献が認められた人がある団体からなにがしかの賞を受け取るというのではない。年齢に関わらず現役バリバリの実践者の中から受賞者が出るということは、現場で働く看護師にも刺激になるし、これから看護師を選択するかもしれない州民にもアピールができるということだ。

日本は、公には欧米諸国ほどに看護師不足の危機を感じていないようだ。だがそれは、診療報酬の算定基準である患者数と看護師数の比率からみて過不足を論じているだけであって、その比率の根拠が乏しいことは周知の事実である。サービス残業がなくならないことや看護師が疲弊している事実を直視すれば、実数としては不足していることが明らかだ。まだ声高に看護師不足が唱えられていない今のうちに、看護がどのようなイメージをもたらしているのかを客観的にみておく必要がある。そして、新しく看護の世界に興味をもつ人たちを創出するのは、自分たち自身が提供しているイメージだということを、それぞれの看護師が確認しておく必要がある。

註

1）平成 17 年 3 月 28 日に行った Akiko F. Stone さんへのヒアリングを元に記述している。

2）元兵庫県立大学看護学部の増野園惠氏が、平成 15 年に出向いたピッツバーグで見聞した話を元に記述している。

引用文献

1）Schein, E. H.：Career Anchors; Discovering Your Real Values (rev.ed.), Jossey-Bass/Pfeufferm San Francisco, CA, 1990 金井壽宏訳：キャリア・アンカー—自分のほんとうの価値を発見しよう , 白桃書房 , 2003.

2）日本認知科学学会：認知科学辞典（初版）「イメージ」P.40, 共立出版 ,2002.

3）ブラック , ジャーメイン - ワーナー：看護のイメージ , エキスパートナース, 8(4), P.125-139, 1992.

4）清水みよこ：ナースのイメージを変えるのは誰? , エキスパートナース, 8(8), P.38-41, 1992.

5）神田知咲：看護の社会的イメージ , 2000 年度兵庫県立看護大学総合看護論文 , 2000.

6）http://ch.kitaguni.tv/u/1429/C0%A4%B3%A6%A4%CE%C1%EB/0000086150.html, 2005 年4月1日現在

7）http://www.gallup.com/content/default.aspx?ci=1654, 2005 年 9 月1日現在 .

8）Spetz, J.：Hospital Nurse Wages and Staffing, 1977-2002, JONA, 34(9),P.415-422., 2004.

9）Biviano, M., Fritz, M.S., Spencer, W., Dall, T. M.：Report from National Center for Health Workforce Analysis, in the Bureau of Health Professions, Health Resources and Services Administration, September,2004.

10）http://www.upmcnurses.com/Cameos.htm, 2007 年 7 月 25 日現在 .

2

第2章

フェイズI　看護師になる

看護学生から看護師への移行。必ずしもスムーズなものとは限らない。看護学生として実習や演習で看護をしてきたはずなのに、病院に就職し、仕事として看護実践をはじめた途端にリアリティ・ショックを受けるのはなぜか。どのような衝撃があるのか。それを支援する仕組みをどう整えるべきなのか。

§4

リアリティ・ショック

[救命救急の場を選択したある新人看護師の話]

就職を決めるとき、「救命救急できるところに行きたい」って言ったら、学校の先生が、ええっ？あなたもなの？なんていう視線を私に向けながら、席に座るようにすすめてくれたのは卒業する半年前のことだった。先生は、あこがれやイメージだけで救急を希望すると、後でとてもしんどい思いをするよって言ってくれた。だけど、私は人の命を救わなくちゃいけない状況に遭ったときに何もできない看護師にはなりたくなかったし、救急だと看護の専門性がはっきりしているように思うって、そう先生に言ったんだ。先生は、私の言うことに耳を傾けてくれて、否定はしなかった。最後は、病院説明会で様子を聞いて、それから先輩の話もよく聞いた上で決めなさいと言ってくれた。だから、病院説明会で様子を聞いて、先輩の話もよく聞いて、やっぱり救急を志望したんだ。

そして救命救急の場で私の看護師人生がスタートしたんだけど、スタート直後に見事に転んじゃって、起きあがるのもたいへんな状況が続いている。現場にある器具・器材はこれまで一度も見たことのないようなものばかり。触るのも怖い。プリセプターさんはついてくれているけど、矢継ぎ早にいろいろ言われるから消化できない。日勤といっても終わるのは早くて午後7時。8時や9時まで残っているのが普通で、身体が休まらない。

こういう状況を予想していなかったわけじゃなかった。たいへんな仕事であることは重々承知していたんだから。だけど、ここまで自分が何もできないとは思っていなかったし、夜遅いのがこんなに毎日続くとも思っていなかった。プリセプターシップが充実しているって聞いていたから、手取り足取り教えてくれるのかと思っていたけど、プリセプターは自分の仕事をしながら私の面倒をみてくれているので、質問するのもはばかれる。それに、聞きたい時にいつもそばにいてくれるわけじゃない。休みの日にも病棟会だとか勉強会だとかで出て行くことが当たり前になっていて、「しんどい」なんて言える雰囲気じゃない。本当に、しんどくて、しんどくてたまらない。それでも、受持ち患者さんも決まったし、病棟に行かなきゃいけない。家には寝に帰るだけの毎日だ。みんな、こうやって成長したんだろうけど、こんな思いをしないと成長できないんだろうか。

同期で入った子は、もう辞めたいって言ってる。噂によると、他の病棟では、4月のうちに退職者が出たとか。私は、まだなんとかやってるけど、就職前に先生が言いたかったことが、なんとなくわかるような気がする。あこがれやイメージを思い描くのはいいけど、そのイメージに相応するだけの看護師になるには時間がかかる。あこがれやポジティブなイメージが強ければ強いほど、そのとおりに動けない自分という現実と闘わなければならない。そういうことが言いたかったのかな。理想が高い人ほど燃え尽きるとも言われているから、余計、先生は心配だったのかもしれない。

私は、看護師になったことを悔やんではいない。まだ始まったばかりだから。だけど、他の道もあったかもしれないとは思う。いつになったら、「できない自分」が先輩たちのように「できる自分」になるのかが何よりも不安。本当に、そんな自分になれるんだろうか。

リアリティ・ショックの体験

大学に勤務している時、学生の就職担当をしていた。そのせいか、卒業後もキャリア上のことで相談があると連絡してくる人たちがかなりいた。これまでいろんな相談にのってきたが特に気になるのは、就職して2、

３カ月のうちに身体症状や精神症状、あるいはその両方を呈していると言ってきた卒業生だ。たとえば、病棟に出ると蕁麻疹様の発赤が体中に出る人、過呼吸になる人、不眠症になる人などがいた。だが、そのほとんどが一時的なショックであり、やがて回復する。こういう症状を呈する人たちに、何らかの共通性があるかどうかは定かでない。ただ言えることは、これらの症状は看護師になって初めて出たということだ。それ以前には一度もなかったことなので本人たちもびっくりしている。それくらいストレスの強い体験が、看護ワールドへの参入だ。

どうしても症状が消えない場合は、まず休職となるが、思い切って退職に至る例もある。その後、周囲のサポートを受けながら、ゆっくり自分の**キャリア・アンカー**（§２参照）について考えたときに、彼女たちの出す結論のほとんどは、やっぱりどこかで看護に関する仕事に関わっていたいというものだ。2つ目の職場では保健師になったり、診療所の看護師になったりすることもある。再就職後に届く便りからは、心身ともに安定した様子が読み取れる。だから、離職することを、あながち最悪のケースと呼ぶことはできない。むしろ、最善のケースにもなり得るわけだ。だが、現場では、明らかなストレス症状を呈する新人看護師を「不適応」と呼ぶ。その看護師個人にとって退職がベストであっても、現場からみれば「不適応」で辞めたということになる。たしかにその通りだが、響きが悲しい。

それでは、その他大勢の新人看護師はどうか。心身の症状は出なくても、そのほとんどが、多かれ少なかれ何らかのショックを受けているようだ。筆者らが行なった面接調査[1)]に協力してくれた14人の新人看護師は、いずれも学生時代から研究協力に同意しており、その時点では就職後にショックが生じるかどうかわからない人たちだった。だが、結果的に、就職後３カ月以内に全員が**リアリティ・ショック**を受けていた。同様の結果は近藤[2)]などにもみられる。

なぜ、看護師がリアリティ・ショックを起こすのだろうか？　そう聞くと、「そりゃ、現場はたいへんだからね」という言葉でひとくくりにされそうだ。しかし、普通に考えると、看護師は基礎教育のうちから専門的な知識や技術を教わり、何週間も臨地実習に行っているわけだから“リアリティ（現実)”をわかっているはずだ。それなのになぜ……？

［表 4］ 新人看護師のリアリティ・ショックの類型化

1）医療専門職のイメージと実際の言動とのギャップ
2）看護・医療への期待と現実の看護・医療とのギャップ
3）組織に所属することへの漠然とした考えと現実の所属感とのギャップ
4）大学教育での学びと臨床実践で求められている実践方法とのギャップ
5）予想される臨床指導と現実の指導とのギャップ
6）覚悟している仕事とそれ以上にきびしい仕事とのギャップ
7）自己イメージと現実の自分とのギャップ

リアリティ・ショックに関する研究は、経営学や心理学の分野をはじめ、数多くなされてきたが、看護系の文献で最もよく引用されるのは、**Kramer**[3]であろう。Kramerは、リアリティ・ショックを「思いがけないこと、求めていないこと、あるいは望ましくないこと、そして最も辛い場合には耐えられないことに対する人間の社会的、身体的、そして情緒的な反応の総体」と定義している。そして、その原因については、専門職と官僚制との狭間に立たされた役割葛藤から生じると考察している。これは、専門職とはこうあるべきだと教わったやり方が、現場では時間の制約による合理性、効率性が優先されるためにできなくなることをさす。筆者らの研究[4]では、学生時代と新人看護師になってからとのギャップを7つに整理し（表4）、リアリティ・ショックが生じる原因を明らかにしている。

1つ目の「医療専門職のイメージと実際の言動とのギャップ」とは、学校の実習等ではお目にかかるようなことのなかった言葉遣いや態度の悪い医療者や、倫理観の欠如を感じさせるような医療者を目の当たりにしたときに感じるギャップをいう。2つ目の「看護・医療への期待と現実の看護・医療とのギャップ」とは、この病院ならこういう医療が行われているだろうとか、こんな看護が展開されているだろうと期待して就職したのに、実際に行われていることはそのごく一部であったり、一部の人だけに見られるものであったりしたときに感じるギャップである。3つ目の「組織に所属することへの漠然とした考えと現実の所属感とのギャップ」とは、自分は就職して社会人になるのだということを頭で理解していても、休日に病棟会のために出勤したり､早く出勤して患者の情報収集したりすることで、所属職場の一員として認められていくプロセスがあると気づいたときに感じるギャップである。

4つ目の「大学教育での学びと臨床実践で求められている実践方法とのギャップ」とは、基礎教育でベストだと学んだ方法を必ずしも臨床で実施されているとは限らず、ここでのやり方はこうだからと現場で指導されるときに感じるギャップである。5つ目の「予想される臨床指導と現実の指導とのギャップ」とは、厳しい医療現場においては指導もそれなりに厳しいということは覚悟しているものの、人格や存在を否定されるような発言や理不尽な物言いにダメージを受けるようなギャップをいう。6つ目の「覚悟している仕事とそれ以上にきびしい仕事とのギャップ」とは、仕事の大変さや厳しさを頭の中で理解していたつもりでも、実際の現場における大変さや厳しさが想像以上のものであると感じた時のギャップである。そして、7つ目の「自己イメージと現実の自分とのギャップ」とは、技術的なことは難しくても何かしら自分にできることがあるだろうと思っていたのに、現場では本当に何もできないと感じたときのギャップをいう。

たしかに、新人は思いもかけない状況に出くわし、学生時代に教わったセオリーとは異なる現場のやり方を強いられ、慣れない交代制勤務につらい思いをする。だから、リアリティ・ショックは起きてしかるべしだ。しかし、不思議に思うのは、リアリティ・ショックの原因がはっきりしているのなら、それらをなくせばいいではないか。なぜ、リアリティ・ショックが日本で最初に紹介されてから20年以上も経つのに、いまだに同じ現象が繰り返し起きているのかがわからない。この現象について、臨床側、教育側、新人看護師の三者の視点で考えてみたい。

なくならないリアリティ・ショック

うがった見方だという批判を覚悟で、臨床側の根底にある考えをあえて取り出してみよう。現場では、明らかな不適応症状はともかくとして、リアリティ・ショックは一種の通過儀礼だと思っている。交代制勤務への身体的適応、現場のやり方に慣れること、病棟の文化に入り込むことなどは、どれをとっても新人にとって大なり小なり負担であったり、ショックを生じさせたりするとわかっているはずだ。なぜなら、同じような経験をどの看護師もしてきたのだから。けれども、そういうショックを乗り越えなければ、「看護師」だと言えない何かがある。もっと言えば、「○○病院の看護師」だとは言えない何かがある。こういうショック（苦労）を乗り越えてこそ一人前だという不文律があるから、ショックが起きていることは重々承知の上で見守っているように思える。もちろん、人的資源管理の面から、プリセプターシップを導入したり、新人教育に力を入れたりするなどしてショックができるかぎり軽減されるような工夫が凝らされているのは間違いない。だが、学校教育とは違って、生きた現場ではこれくらいのショックは当然で、乗り越えてもらわなきゃ困るというのが本音ではないだろうか。

新人看護師を送り出す教育側は、リアリティ・ショックが起きることがわかっていながら「リアリティ」を伝え切れていない。たしかに、医療事故対策、個人情報保護法対策などの厳戒体制が敷かれる中、実習現場において学生に体験させたくてもできなくなったことがたくさんある。かつての看護教育を思えば、今の教育では現場体験が極端に減少していることは否めない。だが、リアリティを伝え切れていないことの本質は、実習時間が減ったとか、患者に侵襲の伴う技術をさせられなくなったといった具体的なことではないように思う。なぜなら、リアリティ・ショックについては、カリキュラムが改正されるずっと前から指摘されているのであり[5),6)]、教育内容が変わって突然生じるようになったのではないからだ。

教育では、看護の理想やあるべき姿を教えなければならない。年数に差こそあれ、看護教員もみな臨床経験を経ている。まったく現場を知らずに看護の現象を説明しているわけではない。教員は、現場にいたときに判断したことや感じたことや、きちんと説明したいと思っていたのに多忙を理由にできなかったことを言語化し、体系化させて「看護とは何か」を学生に伝えたいと思っている。1人の患者さんだけを担当するという現場ではあり得ない方法を教育で採用しているのも、1人に対してできうる限りのことをする体験をしておかなければ、何が看護の可能性なのか、本質なのかを考える力を養えないと考えているからだ。だから、新人看護師がリアリティ・ショックを起こすであろうことは危惧しながらも、学生にはあるべき姿を教えている。

現場によって展開される看護は異なるし、看護の質もさまざまであるということを直視すれば、数あるリアリティをピンからキリまで並べて学生に例示することはナンセンスである。だが、現場に出たときに看護師として提供すべき看護が何なのかを自らが考え、追求できる力をつけさせようとするのが教育であるならば、教員自らが体験した「リアリティ」について、ネガティブなことも含めて理想と共に伝えていかなければならない。

当の新人看護師たちはどうか。実は、彼（女）たちは、学生時代から仕事内容や人間関係に関してかなり不安を感じている（予期的不安）。就業を目前にした学生は、看護師になることに対して必ずしも期待や希望に満ち溢れているわけではないのだ。むしろ本当にやっていけるのかどうかを心配している[7)]。それでも、看護ワールドに入っていこうとするのは、つらいのは最初だけで、かじりついていれば何とかなると思っているからだ。先輩や教員からそのように言われるし、実習などを通してさまざまな看護師の姿をみることで覚悟が決まってくるからであろう。

多くの場合、看護師としての将来像や夢は、在宅看護に携わりたいとか、大学院に進学したいとか、救急のスペシャリストになりたいといったように長・中期的な視野に立っている。そのため、ショックは受けるだろうが、そのうち何とかなると思っているし、実際、なんとかなる人のほうが多い。そうして、なんとかなった人たちが、やがて今度は新人看護師をサポートし、ショックを受ける人たちを「なんとかなるからね」という目で見守る側になるのだ。

このように考えると、リアリティ・ショックがなくならないことの説明はつく。むしろ、適応できるショックなら、なくならなくてもよいのかもしれないとさえ思えてくる。だが、何をリアリティととらえるか、どの程度をショックと感じるか、あるいはどのように適応していくのかは十人十色だ。ある人にとっては一晩寝れば済むことでも、別の人にとっては非常にシビアな問題だってある。だからやっぱり、臨床側も教育側もリアリティ・ショックを軽減するための取り組みを考えなきゃいけないし、相互に情報を発信・交換しながら体系的な方策を打ち立てないといけないのだと思う。

このセクションでは、リアリティ・ショックという現象がなくならない理由について三者の立場から考えてみたが、次のセクションではそういう三者の立場を作ってしまった背景について、「社会化」をキーワードに論じてみたい。

参考文献

1）勝原裕美子・ウィリアムソン彰子・尾形真実也：新人看護師のリアリティ・ショックの実態と類型化の試み，看護学生から看護師への移行プロセスにおける二時点調音から，日本看護管理学会誌，9(1), 30-37, 2005.

2）近藤美月：新人看護師のリアリティショックに関する縦断的研究—リアリティショックに陥る時期と要因の関連性について，第 33 回日本看護学会集録，看護管理，P.257-259.

3）Kramer, M.：Reality Shock；Why Nurses Leave Nursing, P.3-4,The C.V. Mosby Company,Saint Louis,1974.

4）前掲論文 1）

5）井部俊子・上泉和子：新卒看護婦のリアリティショック，看護展望，P.568-574,11(6),1986.

6）上泉和子・島田陽子・落海真喜枝他：新規採用看護婦のリアリティショック対策としての面接相談活動（コンサルテーション活動）の導入，看護管理，4(5),P.335-342,1994.

7）前掲論文1）

§5

2つの「社会化」

[慣れないことに悲鳴をあげる新人の話]

わりとまともに就職活動はしてきたつもりだ。実習病院には就職したいって思えなかったから、インターネットで他の病院のこと調べたり、就職説明会に出かけていったりした。いいかなって思う病院の資料も結構送ってもらったりしたし、先輩の話も聞いた。これっていう決め手はなかったけど、説明会のときにアットホームな感じがしていいかなって思った病院に行くことにした。

就職してから集合研修が２週間くらいあった。そのときは、院長先生も挨拶に来られて、緊張したけどいい雰囲気だった。３日間だけだったけど、技術指導もしてもらえてよかった。だけど、アットホームだったのはそこまでだったみたい。職場に入ったら、看護部の人とはほとんど顔を合わさない。職場の中では誰も笑ってなんかいない。ああ、こんなはずじゃなかったよお。いやだ、いやだ。朝起きても、病院行きたくない。登院拒否？父親には何を甘えているんだっていわれるけど、母親からはそんなにしんどいんだったら辞めたら？って言われる。学校の先生には、何か一つくらい楽しいことがあるでしょって聞かれたけど、なんにもない。相談する人もいなくなっちゃった気分。

新人歓迎会はそれなりに楽しかった。名前も覚えてもらえて、何人かやさしい先輩もみつけた。だけど、歓迎会なのに先輩や医師たちのための飲み会って感じで、自分たちのストレス発散の場にしてる感じの人たちもいた。これが社会人の実態？

何がこんなにいやなのか、よくわかんない。できないこと、慣れないこと、覚えなきゃいけないことがいっぱいあり過ぎ。たぶん、それがしんどいってことを学生のときみたいに大声で言えないのがいやなんだろうな。言っても仕方ないし、“拒否”って気分になっちゃう。師長さんが、そのうち慣れるから焦らなくていいよって言ってくれるのが唯一の救いだなあ。

「組織社会化」という概念

どんな仕事に就くにせよ、学生が社会に出るときには不安と期待とが入り混じる。これまで馴染んできた世界（ワールド）とはまったく異なる世界に入っていくわけだから、予期せぬ規範や見慣れぬ現象、それにこれまでは受け入れる必要のなかった価値観などに出会って戸惑う。無理もないことだ。だがやがて、ほとんどの人は新しいワールドに馴染むようになる。

これが、**社会化**と呼ばれるプロセスで、「個人が他者との相互作用のなかで、彼が生活する社会、あるいは将来生活しようとする社会に、適切に参加することが可能になるような価値や知識や技能や行動などを習得する過程」[1]と定義される。

社会化は、子どもが大人になっていく成長プロセスにおいてよく耳にする用語である。最初、子どもは家族と社会生活を送っているが、保育所や幼稚園、小学校とその社会生活の場を広げ、社会におけるさまざまな規範や価値観を身に付けていく。この社会化を新しい組織に入るという視点でとらえるのが**組織社会化**である。

組織社会化を説明するには、先の社会化の定義の中にある「生活」を「仕事」に、そして「社会」を「組織」に置き換えるとよいだろう。別の言い方をすれば、ある特定の組織の一員となっていくときに、その組織の文化を個人が受け入れていくことをいう。

組織文化には、①**目にすることのできる物**（たとえば、シンボルカラーや制服など）、②**価値**（たとえば、組織の理念や基本方針）、③**基本的仮定**（長くその組織に所属することで当たり前に使われるようになった考え方や前提条件など）の３つのレベルがあるとされ[2]、基本的仮定のレベルまで身につけるとき、個人はその組織に社会化されたと言える。組織の色に染まるとは、まさにこのことだ。

組織文化は組織や部署ごとに異なるため、組織社会化のプロセスは、学生から社会人への移行段階だけではなく、転職によっても経験され得るし、部署替え（配置転換）などによっても生じ得る。これらは、２度目（あるいは、３度目、４度目…）の組織に入るという意味で組織再社会化と呼ばれる。

組織社会化がスムーズに行なわれれば、職務満足が高まり、組織への愛着が深まり、離職・転職の可能性が低減し、ストレスが減少し、長期にわたって安定的に業績をあげることが期待される[3)]。組織社会化がうまくいかなければ、個人にとっても組織にとってもデメリットになるため、個人が組織に馴染みやすいように、組織はさまざまな仕掛けを作る。これは、社会化戦術と呼ばれる。

わかりやすい例では、組織の一員であることを自覚させるようなイベント（入社式、歓迎会など）を開催したり、新人研修や現場研修を行なったりするのがこの戦術にあたる。このように意図的に行なわれる諸戦術と平行して、職場での仕事体験が増え、周囲の人々との交流が進んでいく。その過程で組織の規範、現象、価値観などに馴染み、そのワールドの中で社会生活を送ることが自然になっていく。

さて、前のセクションでふれた**リアリティ・ショック**は、この組織社会化の初期段階に起きる。新しいワールドにおける居心地の悪さがその原因だ。リアリティ・ショックは、新人看護師の心身の状況を示す代名詞のように使われているが、実は会社勤めを始める新人社員たちにもよく用いられており、彼（女）らを対象にした研究成果も数多く残されている。だが、新人看護師にきわめて高い確率でリアリティ・ショックが起きることについては、企業の新入社員を対象にした研究からだけでは十分な説明を得ることができない。

専門職への「社会化」

そこで出てくるのが、**専門職への組織化**という概念である。これは、職業上のアイデンティティを内面化し発展させていくプロセス[4]（Chitty, 1997）で、組織社会化が組織文化に染まることを言うなら、こちらは、専門職文化に染まることを言う。

専門職への社会化過程は、複数の研究者によって段階モデル（どのような段階を経て社会化がなされているのかを示すモデル）が提唱されているのだが、ここではごく単純に教育を通じてなされる社会化と、仕事を通じてなされる社会化の２種類があることに言及しておこう。

Kramer[5]は、専門職への社会化の目標は規範的にも行動的にも変化してくことだという。ただし、「特定の仕事上の役割を果たすために準備する行動を教えるよりも、他のメンバーとの同僚性や仲間意識を志向するのに適切とされる規範、価値観、そして行動を教え込むことのほうが、より重視されているように思われる」[6]と述べている。Kramerによると、役割遂行のために行動を準備するのは看護教育で行われる社会化で、何をすべきか、いかに行動すべきかという「べき論」を中心に教育が行われる。看護学生としてふさわしいあり方が唱えられ、“看護学生になるための社会化”が行われる。他方、同僚性や仲間意識を志向する行動をとりこもうとするのは、卒業後に臨床現場で仕事を通してなされる“看護師になるための社会化”である。看護教育では、臨床との乖離がないかどうかを常に問われる。そうならないように心がけてはいても、その溝が埋まりきれないもどかしさがつきまとう。Kramerの指摘は、そもそも専門職社会化の目標が２つあり、それを教育と臨床とが別々に引き受けているということに気づかせてくれる。

複雑な「社会化」のプロセス

さて、なぜ看護師にはリアリティ・ショックが起きやすいのかという疑問に戻ろう。

これまでの話は次の２点に整理できる。①“学生”から“会社勤め”への移行過程においては、組織社会化が主な課題となるが、“看護学生”から“病院看護師”になる移行過程においては、組織社会化と専門職への社会化の両方が課題となる。②専門職への社会化には看護教育が目標としているものと、臨床が目標としているものの２つのタイプがある。看護師への社会化プロセスにおいては、①と②が複雑に絡み合っており、それがリアリティ・ショックを強化しているのではないだろうか。

図１[7]を見てほしい。これは、組織社会化を組織に参入する時点を境に２つの時期に分け、それぞれの時期に応じた対応策が必要であることを示した図である。２つの時期とは、組織参入前にすでに生じている**予期的社会化**の時期と、組織参入時点から始まる**組織内社会化**の時期である。

前者は、個人がその職業に就こうかどうしようかと思い悩む段階のもので、このときには、限られた情報の中で自分の適性や仕事の将来性や仕事の中身などが吟味される。この時期、組織としては、新規参入予定者に対してネガティブな面も含めてできるだけ現実に即した仕事に関する情報を提示する。これを専門用語で**RJP**（**Realistic Job Preview**）という。夏休みを利用したインターンシップなどが好例だ。そうすることでリアリティ・ショックの緩和につながる。

後者は、組織参入後の段階のものであり、先述した社会化戦術によって社会化が促進されていく。それぞれの時期には、集団の規範や規則を受け入れる**文化的課題**、個人に割り当てられた役割を遂行するための**役割的課題**、そして、その役割遂行に必要な技能を獲得するための**技術的課題**がある。

さて図２は、看護専門職への社会化の時期を図１とKramer[8]の考え方を統合させて作成したものである。この図には、２つの節目がある。看護教育機関入学時点と、ライセンスを取得し医療機関に就職する時点である。

看護教育機関に入学する前から、入学希望者は、看護の仕事がどのようなものかというイメージをもっている。すでに看護師への予期的社会化が始まっているということだ。ただ、現実の仕事の中身はよくわからないので、一日ナース体験などに参加して、少しでも実体験に近づこうとする。

教育機関に入学すると、看護師への予期的社会化はさらに進む。講義や演習、そして実習を通して看護の専門的知識・技術を習得していく。ただし、まだ質的にも量的にも本当の看護師としての仕事はしていない。あくまでも、看護学生としての社会化の段階であり、有名な**ベナー**[9]の技能

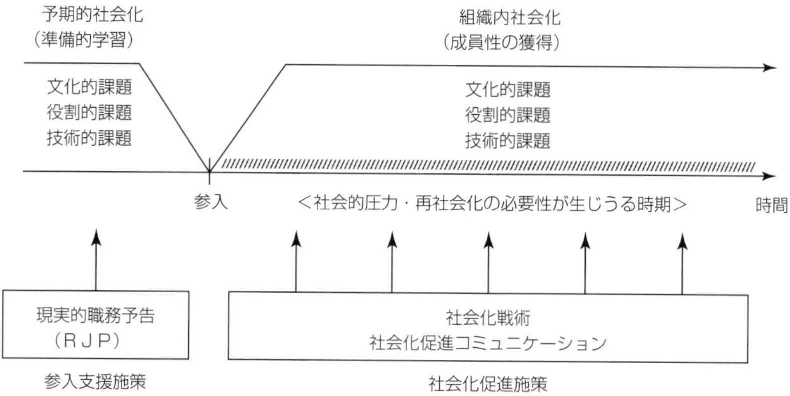

［図１］　組織社会化の時期

高橋弘司、宗方比佐子・渡辺直登編著：キャリア発達の心理；仕事・組織・生涯発達, 第２章 組織社会化, p.34, 川島書店, 2002.

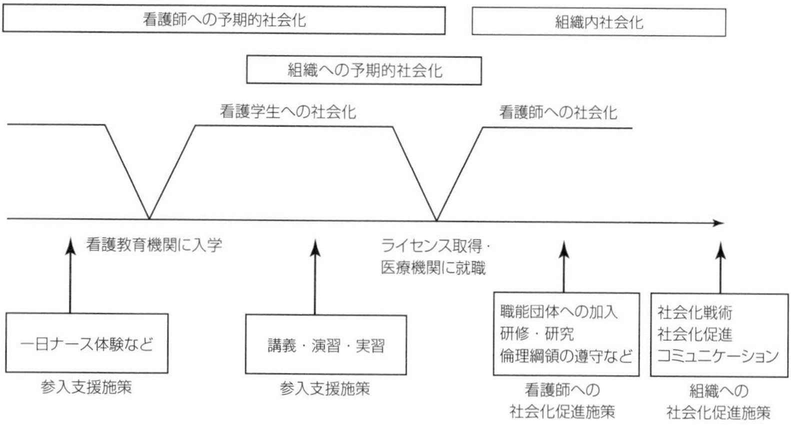

［図２］　看護専門職への社会化の時期

習熟過程でいうところの最初の段階である“初学者”としてふさわしい態度や行動ができることが求められる。

この時期には、たとえテストの点が優れていても、あるいは実習先で充実した看護体験ができたとしても、“本物の看護師”が忙しそうに走り回り、重症患者を何人も受けもっている姿をみることで、「ほんとうにこんな仕事をやっていけるのだろうか」、「夜勤はしたことないけど身体がもつだろうか」、「先輩はちゃんと教えてくれるだろうか」といった不安は残る。看護師への予期的社会化と平行して組織への予期的社会化が起きる段階でもある。

やがて、基礎教育が終了し、国家試験の合格発表と同時期に医療機関に就職することになる。ここから先は、看護師への社会化の時期である。この時期には、Kramerが**「専門職—官僚制」葛藤**と呼ぶようなリアリティ・ショックが生じやすい。看護教育では、一人ひとりの患者に存分に時間をかけたケアをするように教わったにもかかわらず、現場においては、仲間や同僚と一緒にたくさんの患者を時間内にケアするという効率性が求められる。新人は、理想的な専門職としてのケアと官僚的方法によるケアとを両立しえないと感じ、とまどう。この時期には、同時に組織内社会化も始まる。設置主体、地域性、病院機能、伝統などによって特徴づけられる組織文化に馴染んでいくよう、組織が個人に求めるのである。

これまで述べてきたように、看護師になるには、長期間にわたり、複数の社会化プロセスを同時に通過しなければならない。悩んでも、苦しんでも、疑問に思うことがあっても、とにかくこのプロセスを通過したときに「看護師」になる。複雑な入れ子構造をなす社会化プロセスの中で、看護師になることへの不安と期待とは交錯し、事あるごとに、その不安も期待も強化される。

もちろん、不安や期待のレベルには個人差があるし、社会化プロセスをむしろ楽しく過ごせたという人もいるだろう。だが、現実にリアリティ・ショックがあちらこちらで生じている。そればかりでなく、2、3年以内に看護の仕事を離れてしまう人たちが後を絶たない。そのことが、この複雑な社会化プロセスと無縁だとは思えない。人が仕事を辞めたいと思うことを、その現場の人間関係や職場風土のせいにしたり、その人の弱さのせいにしたり、不適応という言葉で片付けることはできる。しかし、なぜ人間関係がそれほどまでに重視されるのか、病院に独特の職場風土とはどのようなものなのか、なぜ看護教育には適応していた学生が社会にでると弱くなったり適応できなくなったりするのだろうか。そんなことを考えるとき、それらがみな看護師になるための社会化プロセスの中で絡み合っていることに気づく。この複雑なプロセスを理解し、教育・臨床・個人が三つ巴になって看護師の社会化をどう支えるかを議論しなければ、不毛なものになりかねない。

引用文献

1）新社会学辞典，有斐閣，初版 P.3, 1993.
2）Schein, E.H.：Organizational Culture and Leadership, Jossey-Bass Inc Pub, 1985. 清水紀彦・浜田幸雄訳：組織文化とリーダーシップ―リーダーは文化をどう変革するか，ダイヤモンド社，1989.
3）高橋弘司，宗方比佐子・渡辺直登編著：キャリア発達の心理学仕事・組織・生涯発達，第2章 組織社会化 P.32，川島書店，2002.
4）Chitty K. K.：Professional Socialization, In Chitty K.K.（Ed.）Professional Nursing, Concepts and Challenges, 2nd edition, Saunders, 1997.
5）Kramer, M.：Reality Shock; Why Nurses Leave Nursing? St. Louis, MO, The C.V. Mosby Co, 1974.
6）前掲書5）P.40.
7）前掲書3）P.34.
8）前掲書5）
9）Benner, P.：From Novice to Expert: Excellence and Power in Clinical Nursing Practice, Addision-Wesley Publishing Company, 1984. 井部俊子・井村真澄・上泉和子訳：ベナー看護論―達人ナースの卓越性とパワー，医学書院，1992.

参考文献

Wanous, J. P.：Organizational Entry 2nd edition, Addison Wesley Publishing company, 1992.

§6

プリセプターシップ

[プリセプターに戸惑うあるプリセプティの話]

「当たり」と「はずれ」。就職して３か月。最近、私たち新人看護師の間では、プリセプターのことをそう表現して互いに慰め合っている。就職前の病院説明会では、教育担当の副看護部長が「うちでは、プリセプターシップに力を入れています。皆さんが、少しでも早く職場に適応できるように、万全の体制でお待ちしています」なんて、にっこり笑いながら言ってたけど、他の病院に就職した子も、プリセプターについてもらってるって言ってたから、別に、うちの病院のプリセプターシップがめずらしいわけじゃない。問題なのは、プリセプターシップがあるかないかじゃなくって、プリセプターが「当たり」か「はずれ」かってこと。

私のプリセプターは、完全に「はずれ」。とにかく、プリセプターになったことを嫌がっていることが、もろわかる。嫌だったらしなきゃいいのにって思うけど、そうはいかないらしい。忙しい部署だから、私のことをかまってくれないのは仕方ないと思う。私みたいなのにかまっていたら、患者さんのことがそっちのけになってしまうのが目に見えてる。だけど、聞きたいことがあるのに、それを聞けないような雰囲気を出すのはやめてほしい。この間も、導尿を初めてするからついてほしいってお願いしたら、「物品は何を用意するのかわかってる？」って、にこりともせずに聞かれて、私がしどろもどろになっていたら、プイッてして、それっきり口を聞いてくれなくなっちゃった。答えられない私が未熟なのはわかってる。前の日から導尿につくかもしれないってわかってたら勉強してきたけど、いきなりだったから、こっちもうろたえていたのに。そんなふうに無視されたら、「何？この人？」って思っちゃう。そういうの「はずれ」って言うんだ。
「当たり」のプリセプターは天使のよう。新人が困ってないかな？っていう目でいつも見てくれている。何か聞いても、丁寧に教えてくれる。自分もすることがいっぱいあるだろうに、自分に負担がかかっている素振りをみせない。そういうプリセプターのほうが、「はずれ」さんよりも、実は多くの仕事をさばいていることを、私たち新人は、新人ながらも感じている。だからこそ、余計に感謝したくなるんだ。
私が落ち込んでいたら、同期の子は「はずれ」だから仕方ないよっていうフォローをしてくれるけど、私的（わたしてき）にはそれですまない。だって、いつまでたっても、先輩に対して怖いっていう気持ちのままだし、何も前に進まないから。わからないことがあったら、これまでは、病棟の陰でこそっと同期に聞いてたんだけど、夜勤が入ってきたから、同期とも勤務が合わなくなってきた。これから私は誰に聞けばいいんだろう？

必要なのはマンツーマンの指導

あらためて**プリセプターシップ**についての既存文献を探してみると、あるわ、あるわ。わんさと出て来る。一例を挙げるだけでも、プリセプターシップの考え方を紹介するもの[1),2),3)]、プリセプターシップの効果に関するもの[4)]、**プリセプター**と**プリセプティー**との意識や知覚のズレに関するもの[5),6)]、プリセプターの負担感に関するもの[7),8),9)]、プリセプターの支援体制に関するもの[10),11),12),13)]、プリセプターの成長に関するもの[14)]、プリセプターシップの運用方法に関するもの[15)]などがある。これらの中には学術論文は少なく、現場からの事例報告がそのほとんどであることを考えると、「プリセプターシップは、現場でなくてはならない新人教育制度であるが、運用に際しては課題が多く、いまだに病院ごとに試行錯誤がなされている」と言えよう。

しかし、本当に現場になくてはならない制度だろうか？

プリセプターシップの形骸化

平成12年度の日本看護協会「看護職員需給状況調査」によれば、回答を寄せた3,286施設のうち、1,763施設（53.7%）でプリセプター制度が導入されている[16)]。また、300床以上の病院を対象にしたある調査[17)]では、回答を寄せた747病院のうち655病院（87.7%）でプリセプターシップが採用されていると報告している。これらの報告にみられる高比率から、日本の病院でいかにプリセプターシップが定着しているかが容易に想像できる。

先の§4と§5で触れたように、程度の差こそあれ新人はリアリティ・ショックを起こすものである。その前提に立てば、リアリティ・ショックを緩和するための何らかの支援体制を講じるのは当然のことと言える。だが、その支援体制が、プリセプターシップでなくてはならない必然性はない。プリセプターシップは、あくまでも「ナースのオリエンテーションと役割の移行を促進するための効果的な方略で、一人の新人に一人の先輩ナースが付き、ある期間マンツーマンで教育指導を行うこと」[18)]である。“マンツーマン”という、プリセプターシップの根幹をなす考え方が成り立つことが前提だ。

ところが、日本の一般的な看護提供体制においては、この“マンツーマン”が成立しにくい。その原因は、①絶対的な看護師数の不足、②新人の4月一括採用の二点に集約されるように思う。

これまでの報告をみると、プリセプターシップの導入期間で最も多いのは1年であり、短いところは1カ月である[19)]。えっ？1カ月！と思われるかもしれないが、よく考えてみれば、マンツーマンの指導を1年も続けられたら、プリセプティもプリセプターもたまったものじゃない。適切な導入期間は4～6週間であり[20)]、この間に職場に慣れ、なんとか一通りの技術をこなせるように集中的に教育・訓練を行うというのがマンツーマンの醍醐味である。だが、実際には、プリセプティが勤務する日の同じ勤務帯にプリセプターが勤務できているわけではない[21),22)]。たとえ両者の勤務が一致したとしても、プリセプティがプリセプターとペアを組んで患者ケアにあたるというのではなく、プリセプティはプリセプティ、プリセプターはプリセプターでそれぞれ別の受け持ち患者がいる。これでは、マンツーマンの指導とはとても言えない。

それでは、なぜ本物のマンツーマンにしないかというと、そもそも人員が十分数ではない上に、4月に一斉に入ってくる複数の新人一人ひとりに対して、そんなに時間をかけられないからだ。だから、「プリセプターはいるけど、実際に教えてくれているのは、その日に同じ勤務になった先輩。プリセプター？　ときどき声をかけてくれるから、気にしてくれているとは思うけど、何をしてくれる人なのかよくわからない」ということになる。

なかには、プリセプターシップ制度を形だけでも守ろうとするがゆえに、「プリセプターと勤務日が同じになるわけじゃないので、日記みたいなのを書いて毎週読んでもらうようになってるんだけど、手渡しが原則って言われるから、自分が休みの日に病棟にもっていかなきゃいけない」などという、悲惨な事態も生じることになる。

そもそもプリセプターシップが提唱された当時の米国では、日本とは比較にならないほどの人員が整備されていたし、日本のように4月だからといって大勢が入れ替わるということはなかったのだ。

誰だって、新人には一刻も早く成長してほしいと願っているし、新人はなるべく早く職場に馴染みたいと思っている。だが、マンツーマンを基本とするプリセプターシップを成功させるためには、とにかく一定期間、手厚く新人に張り付く人員体制が必要である。

それが難しければ、プリセプターシップという名称にこだわらない教育・指導方法をきちんと整備し、体系化するという決断をすればややこしくない。教育・指導方法は、組織と個人のニーズや組織の資源等により異なって然りだ。プリセプターシップでなければならない必然性はない。現行の仕組みは、プリセプターシップではなくチューターシップ（決まった相談相手がいて、相談や支援を求めることができるが、一緒の勤務でケアをするわけではない）だという指摘もあるように[23]、プリセプターシップとは別の制度を採用すればいいのだと割り切れば、むしろ現場に即した教育・指導体制の見直しと整備が進むように思われる。

指導の現実

少し手厳しいことを書いてしまったが、もちろん、新人看護師の中には、「プリセプターに助けられた」「自分もあんなプリセプターになりたい」と感じている人も少なくない。そこで、完全なマンツーマンになっているかどうかや、プリセプターシップという呼称を使うかどうかの論議を思い切って棚上げにしてみよう。残る問題は、この制度を続けることがみんなにとってハッピーかどうかだ。もしも、すべてのプリセプティがすべてのプリセプターを肯定的に評価していれば、その仕組みに対する呼称なんてどうでもよい話になる。だが、実際には、どのプリセプターになったかによって「当たり」「はずれ」と新人が一喜一憂する。逆の場合もある。

プリセプター側も、普段の仕事をしながら新人にも目を配るわけだから、自分のプリセプティが「当たり」だと教え甲斐もあるし負担感も少なくてすむ。ところが、「はずれ」だと、そのプリセプティのできないことが目に付いてばかりになり、指導に行き詰ったり、面倒に感じられてしまう。あげくの果てにプリセプティが辞めたいなんて言い出すと、自分の指導が足りないせいだと自らを責めたりもする。プリセプターシップにおいては、ペアリングがいかに大切かということだ。

先にも挙げたように、ペアリングをうまく機能させるために参考になるような先行事例は、幸いにもすでにいくつも報告されている。プリセプターとプリセプティとの意識の違いについての報告からは、プリセプター研修で活かせるような示唆がいくつも得られる。また研修の中で自分のプリセプティ時代を振り返っておくことで、意識のずれを食い止めるような取り組みも報告されている[24)]。これらの報告が貴重であることは言うまでもない。

しかし、それだけでは何かもの足りない感じがするのは、新人の嘆きを繰り返し耳にする機会があるからだろう。彼女（彼）らがペアリングで最も困っているのは、いわゆる指導には向いていないプリセプターの対応だ。たしかに、怖いプリセプターは困る。やさしいに越したことはない。だが、怖くても指導される内容が理にかなっていれば、新人は泣きながらもついていくものだ。

ところが、怖い上に理不尽な対応をされると、これは本当に困る。新人の側にどっぷりつかって代弁するならば、「明らかに自分のプリセプティだけを可愛がって、私が困っていても目もくれない」「初めての手技なのでついてきてほしいと頼んだら、イヤだと言われた」「本当はプリセプターなんてしたくなかったと、あからさまに言われた」「物品の保管場所がわからなかったので、どこにあるのかを尋ねたら、猫でもわかると言われて教えてもらえなかった」など、耳を覆いたくなるような意地悪のオンパレードだ。

翻って、プリセプティーの台詞をプリセプターの側に立ってとらえてみれば、「自分のプリセプティのことだけで精一杯なのに、他の新人の面倒までみれない」「最近の新人は、なんでもかんでも聞けば教えてもらえると思って、甘えすぎだ」「わざわざ忙しい自分に聞かなくても、物品の場所くらい手の空いているスタッフに聞いてくれればいいのに」ということになるのかもしれない。だが、理不尽だと受け止められる発言はやっぱり困る。失言は後から取り消すこともできるが、根っから指導に向いていない振る舞いしかできないプリセプターは、存在そのものがプリセプティにとっては脅威となるからだ。

プリセプター「やるべからずリスト」

看護部の方針によって、プリセプターには知識や技術の指導まで求める場合と、職場になじむような精神的なフォローのみを求める場合とがある。新人が職場で頼りにできるおもな人的サポートといえば同期とプリセプターだ。プリセプターが自らの役割を十分認識しておく必要がある。プリセプターの任命にあたっては、キャリア発達のためにプリセプターを経験させるという管理者の親心もあるようだが、専門職への社会化と組織社会化とを同時に、かつ複合的に体験している新人には、迷惑な話になることもある[25]。あえて新人を対象にしなくても、教育や指導をする機会は他にもある。それに、プリセプターでなくても、病棟の中の各種委員会や研究などを担当してもらい、キャリア発達に結びつけることはできよう。すべてのスタッフに同じ経験をさせる必要があるのかどうか、その効果との関連から検討する必要がある。

とは言え、師長が職場のメンバー表をまざまざとみつめた時に、不本意ながらも不向きと思える人にもプリセプターをやってもらわないといけないこともあろう。そのような状況をふまえ、プリセプターの「やるべからずリスト」(表５)[26] を紹介しておこう。基本的に看護師は自分の仲間を育てたいと思っている。プリセプターには不向きだと思える人でも、とにかく「やるべからずリスト」にあるようなことをしないように心がけてもらえば、きっと新人の成長に貢献できるはずだ。

なお、「やるべからずリスト」の姉妹版に「やるべきリスト」[27] もある。しかし、それを掲載するとそちらに目を奪われ、「やるべからずリスト」のインパクトが薄れると思ったので、本書には載せないことにした。どうしても知りたいという読者は参考文献をみられたい。

[表 5]　プリセプターの「やるべからずリスト」

- プリセプティを看護学生のように扱う
- プリセプティを怯えさせたり、プリセプティに怯えたりする
- 細部にまでつっこんで、プリセプティをやっつける
- プリセプティが自分でなんとかできる状況ではないのに、困らせる
- 緊急事態以外のときにもプリセプティの代わりをする
- 病院、管理者、他のスタッフのことを非難する
- プリセプティの力を高く評価しすぎたり、低く評価しすぎたりする。その評価に確証をもってしまう。
- 経験のあるプリセプティには、サポートや指示はそれほど必要ないだろうとみなす
- プリセプティが期待していることを非現実的にとらえる
- 患者、家族、そして他のスタッフの前でプリセプティを困らせる
- プリセプティに過度のプレッシャーをかけたり、せかしたりする
- プリセプティの質問に対してがっかりする
- プリセプティのできばえに対して、建設的な批評をすることを躊躇する
- プリセプティの行なったことを修正するために、否定的なフィードバックを行なう
- プリセプティのできばえや進捗状態を、プリセプティ自身に知らせない
- 自らのサポートシステムを使うことを躊躇する
- プリセプターシップという新人導入プログラムを成功させるために、自分がどれほど大切な存在であるかを忘れてしまう

文献 27 より表の一部を抜粋し、勝原が翻訳

引用文献

1）吉井良子：プリセプターシップとは何か，看護展望，17(5)，P.17-21, 1992.

2）上泉和子：新人オリエンテーションとしてのプリセプターシップ再考，看護管理，8(7)，P.530-535, 1998.

3）上泉和子：プリセプターシップの理解と運用，看護，53(2)，P.24-29, 2001.

4）堀百合子：新人看護婦の職場適応過程におけるプリセプターシップの効果，看護展望，24(7)，P.78-85, 1999.

5）金井淳：臨床における新人看護婦の経験世界と先輩看護婦の指導意識—参加観察とインタビューから，神奈川県立看護教育大学校看護教育研究集録，25, P.210-217, 2000.

6）石塚博子・藤村博之・後藤直子他：新人看護師とプリセプター間のリアリティショックについての認識の比較分析，看護展望，27(11)，P.99-103, 2002.

7）山本英子：プリセプターのストレスとサポートシステム—影響因子の分析，看護展望，28(7)，P.102-110, 2003.

8）日沼千尋・小川久貴子：プリセプターシップの実態—初めてのプリセプターとその思い—グループインタビューを通して，看護管理，15(3)，P.175-179, 2005.

9）太田祐子：プリセプターのストレス調査—プリセプター支援のあり方を考える，看護管理，15(3)，P.183-188, 2005.

10）中根薫・出羽澤由美子・中西睦子他：プリセプターシッププログラムの現状分析—プリセプターへの支援体制に焦点を当てて，日本看護管理学会誌，4(2)，P.46-53, 2001.

11）鷲尾雅永・橋口あゆみ・村田直子他：日本看護学会論文集第34回看護教育，P.136-138, 2003.

12）滝口真紀子：プリセプターエキスパートナース育成プログラムの成果—研修前・後のレポートから振り返る，看護展望，29(8)，P.890-897, 2004.

13）松本尚子・浅霧緑・向田貞代他：新人指導におけるプリセプターと指導担当係の役割分担，看護展望，30(2)，P.198-205, 2005.

14）寺澤明子：プリセプターシップにおけるプリセプターの看護専門職としての成長過程，日本赤十字看護大学紀要，3, P.45-52, 2003.

15）小林三津子・大谷則子：急性期病院における効果的なプリセプターシップの運用に関する一考察，日本看護管理学会誌，7(2)，P.41-48, 2004.

16）日本看護協会調査研究課編：2001年日本看護協会調査研究報告書—2001年病院看護職員の需給状況調査，統計表44, P.61, 2001.

17）鄭佳紅，杉若裕子，藤本真記子他：新人ナースの教育システムに関するアンケート調査——新人ナースの業務分析調査の基礎資料として，日本看護管理学会誌，7(1)，P.57-64, 2003.

18）前掲論文1）P.18

19）前掲論文10）

20）前掲論文2）

21）前掲論文2）

22）前掲論文15）

23）前掲論文2）

24）前掲論文12）

25）前掲論文15）

26）Alspach, J. G.：The Education Process in Nursing Staff Development, Mosby, P.194, 1995.

27）勝原裕美子：プリセプターシップの理想と現実—二つの“リスド”を生かすために，看護実践の科学,30(13)，P.10-13, 2005.

§7

感情のコントロール

［怖い看護師の話］

看護師２年目になったばかりの頃だったと思う。新人が入ってきたというのに、私はまだ病棟の中でとても一人前と言える状態じゃなくて、２年目という看板を重たく感じていた。そんなとき、ある患者さんが私の耳元でささやいた。「看護師さんは、あんたみたいに思いやりがあって、やさしい人がいいよ。○○さんは、怖いからねえ」と。

○○さんと名指して呼ばれた先輩は、たしかに仲間内でも怖いと恐れられている人だった。特に新人にできないことがあると、その指摘に必ずイヤミな一言がついてまわった。そんな言い方しなくてもいいじゃないと思うほど、物の言い方はぶっきらぼうだった。でも、患者さんの前では笑顔が出てたから、患者さんがその先輩を「怖い」と表現されたとき、患者さんって看護師をよく見ているものなんだなあって驚いたことを覚えている。

その１年後くらいに○○さんが退職すると聞いたときには、ほっとした雰囲気が病棟中に漂った。今年、私自身が３年目を迎え、最近、○○さんのことを思い出すようになった。チームリーダーだとか、プリセプターだとか、いろいろな役割が増えてきて自分にゆとりがない。かといって、受け持ち患者数が減るわけでもない。重症度が増しているから、むしろケア量は増えている。患者さんにはできるだけ思いやりをもって笑顔でケアしたいっていう気持ちもっていたいと思う。

だけど、余裕がないから、なるべくこちらの用事以外のことでは声をかけられないように、患者さんの病室からさっさと出てくるようになった。イライラもする。プリセプティの新人にもつっけんどんな言い方をしちゃって、後からしまった！って思うこともある。これって、あの怖かった○○さんの態度と何ら変わらないんじゃないかって思う。

学生時代から、つらくても患者さんの前ではそういう素振りを見せないようにしてきた。だけど、それを見抜く患者さんが必ずいて、「看護師さんの仕事って、しんどいやろ。がんばりや」なんて声をかけてくれたりした。先輩の前では歯を食いしばっていても、そういう患者さんの前ではついつい泣けたものだ。

だけど、２年目、３年目と技術や知識が増え、動けるようになるにつれ、自分のつらさやしんどさは患者さんには悟られなくなる。たとえ、悟ってくれる患者さんがいても、新人時代のように声をかけてはくれない。見抜かれなくなったことに看護師としての成長を感じるけど、本当はしんどいんだってこと、誰に言えば言いんだろう。私も、もしかしたら「怖い」看護師だと陰口をたたかれているかもしれない。

前のセクションまでは、看護ワールドに入り、看護師になっていく過程について、主に制度や文化の視点に着目して考えてきた。看護師には複雑な社会化プロセスを乗り越えていくことや、免許に伴う責任を覚悟することが求められることを述べた。だからこそ、新人を支援するOJTの役割は非常に大きく、その代表格であるプリセプターシップの運用に関しては十分な注意を払わなければならないことにも触れた。

これからの２つのセクションでは、看護師の心身に視点を移そうと思う。看護師になるためには、感情や身体をうまくコントロールしていくことがいかに大切であるかを述べてみたい。このセクションでは、まず感情のコントロールについて考えてみよう。

夜叉面をかぶる看護師

最初に、次ページのイラストをみてほしい。患者さんの前とそうでない

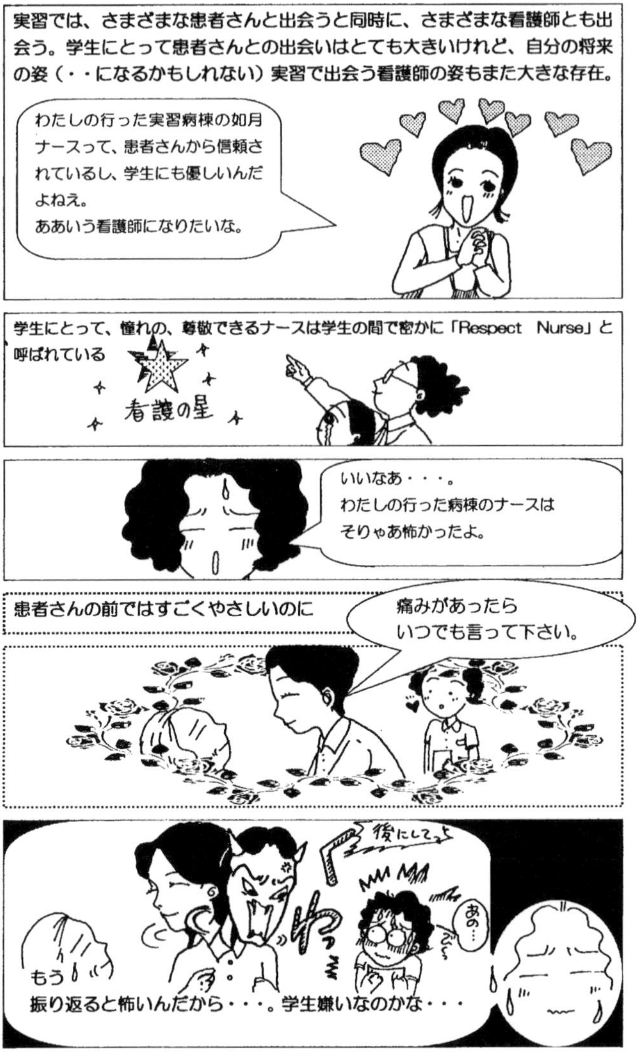

〔イラスト　堀内園子〕

ときとで、表情を使い分ける看護師の姿が描かれている。このイラストをみて、ニヤリとした読者も多いことだろう[註1)]。

患者さんに、「思いやりがあって」「やさしい」看護師だと言われるのは嬉しいことだ。どんなに忙しい状況であっても、どんなにつらい思いをしていても、忙しさやつらさは患者さんには関係ない。看護師は、患者さんが少しでも居心地よく、安心して療養生活を送れるように環境を整えなければならないから、自分の状況がどうであれ、目の前にいる患者さんに思いやりを込めて接するのは当然のこととはいえ、感謝されるのはやっぱり嬉しい。だが、いざナースステーションに戻ったら、状況は一変する。輸液の準備、医師の指示受け、検査出し、入退院に伴うベッド移動、記録など、効率的に手際よく仕事をこなしていくことが求められる。次々と押し寄せる業務を前に、無駄口をたたいている暇などない。だから、「思いやり」や「やさしさ」はポケットにしまいこみ、患者さんの前では手品のようにそれらを取り出す。

この４コマのイラスト漫画は、そんな看護師の姿を表している。夜叉面。看護師自身は、それをかぶっていることに気がついていない。患者さんの前では「明るく」「笑顔で」接するが、患者さんのそばを離れて後ろを向いた次の瞬間、その顔が「こわばり」、「いらだち」のために「焦り」や「怒り」の形相に変貌する。そんな姿を、夜叉面をかぶった姿に映し出した。お面をどのタイミングでつけるのか、はずすのか。それを上手に使い分け続けていると、どちらが本当の姿の自分なのかがわからなくなってしまう。

「感情労働」としての看護

シオバン・ネルソンの大著『黙して励め』[1)]に目を通すと、看護師は看護修道女と呼ばれていた時代があったという。看護師が、（神への）「献身の誓いを立てた女性」として看護活動を開始したのは、女性が専門職として社会の中で活動することが困難であったため、その選択をするのが賢明だったからのようだ。そのような歴史的背景を受け、「看護という労働が献身性をもつ」ようになったという。看護師が白衣の天使として描かれ、微笑を絶やさずに献身的だというイメージをもって語られるのも、このような原点を考えれば納得がいく。

だが、イメージはともあれ看護師だって人間だ。腹が立つこともあるし、泣きたいときだってあるのに、患者さんの前ではそういう感情をできるだけ見せないようにしつけられ、いわゆる看護師らしい看護師に仕上げられていく。そうしなければ、さまざまなケアニーズをもつ患者さんに提供している看護ケアの商品価値が下がると考えられているからだ。このような仕事を**ホックシールド**は**感情労働**と呼んだ。賃金と引き換えに売られる感情労働は、商品価値を有しており、「公的に観察可能な表情と身体的表現を作るために行う感情の管理」[2]だと定義されている。

感情労働が求められる職業には3つの特徴があると言われている[3]。まず、対面あるいは声による顧客との接触が不可欠であること、2つ目に、それらの従事者は、他の人に何らかの感情変化（感謝の念や恐怖心など）を起こすこと、3つ目に、このような職種の雇用者は、研修や管理体制を通じて労働者の感情活動をある程度支配することである。ホックシールドが、このような特徴を見出すに至った調査の対象は、航空会社のフライト・アテンダントであったが、米国国勢調査の標準職業分類に基づけば、アメリカで働く人の3分の1以上が感情労働に従事しているというから[4]、彼女の調査結果には汎用性がある。

看護師は、**援助専門職**として人に関わる仕事であり、対象となる人々の心身の状態や変化をモニタリングしながら、安心・安楽を提供している（第1の特徴）。疾病を抱えている状況の中にあっても、この病院に入院してよかったとか、病気になった自分と向き合えるようになれたとかというように、少しでも肯定的になれるように気を配っているのである（第2の特徴）。一人の人間の“部分”ではなく、感情や社会的背景をも含めた“全体”としてケアするという看護の仕事は、まさに感情労働に他ならない。そして、オリエンテーション時や、コミュニケーションや接遇などの研修機会を通して、組織的に感情労働に磨きをかけるべく継続的な教育が行なわれているため、第3の特徴も該当する。

感情労働者には、職業に応じて感情をどのようにコントロールすべきか、適切な感情とはどのようなものなのかといったような意識的・無意識的な基準がある[5]。これはホックシールドによって**感情規則**と呼ばれているものだが、特に、専門職の感情規則は、専門職の規律や訓練の中に埋め込まれており、良識や客観性を備え、感情を超越することが大事にされている[6]。個人的な感情がどれほどのものであろうとも、それを冷静にコントロールしたり、クライエントや患者に共感を示したりすることが求められるため、専門職には一般的な顧客サービス業よりも広範で、なおかつ厳しい感情作業が必要になる[7)]。

ネガティブな感情との付き合い方

看護師は、基本的に人の役に立ちたいとか、人に関わる仕事をしたいという志向をもっている。そのため、看護の仕事が感情労働であるかどうかがここでの論点ではない。問題は、感情労働が、**深層演技**と呼ばれる本人も気づかない深いレベルの演技で成り立っており、その演技がうまくできないと（感情のコントロールができないと）、自他共に“駄目な看護師”と評されてしまうことだ[註2)]。

一例を挙げてみよう。看護師のグループに“倫理”の研修をしていたときのことである。参加者に日常的に倫理課題だと思うことを挙げてくださいというと、「こんな下品な患者さんは早く退院してほしいと思いながらケアしてしまっている」「認知症の患者さんはなるべく入院してこないでほしいと願っている」といった発言が聞かれた。たしかに、このような胸の内は公にできる内容ではないが、そのように感じてしまう自分の感情を倫理問題ととらえる感性は、看護師に埋め込まれた感情規則に基づいた深層演技がうまくできていないことへの反省から生じている。

武井は、「勤務室で患者の悪口をいって憂さを晴らしたり、涙をこらえて何も感じないふりをしたり」といった感情管理は、「看護という仕事のなかで必要不可欠な部分」だと述べ、看護の仕事に感情管理がつきものだということがまったく理解されていないことに、光を当てた[8)]。個人としての素直な感情と、看護師として見せるべき態度が整合しないとき、プロフェッショナルとして前者を封印するのは当然だが、そのことに罪の意識や倫理的な問題を感じてしまうと、仕事として成立させるのが難しくなる。

新人看護師のリアリティ・ショックの類型の1つに、“医療専門職のイメージと実際の言動とのギャップ”というのがあった[9)]。これは、学生時代には想像もつかないような患者さんへの悪口や横柄な態度が医療者にみられて、新人が愕然とする様をいうのだが、現場では感情表出がいたるところで行なわれているということだ。患者に対してネガティブな感情をもってしまうことを、カンファレンスや勉強会などの場で話し合ったり、共有したりすることが必要だと思われるが、感情を「外にあらわすことは不適切だとする感情規則があるため、強い感情がわくたびに、その感情をなんとか自分で管理しようとする」[10]から、なかなか公の場で話し合われることはない。だから、憂さ晴らしや悪口という形に変わって表出される（もちろん一部の人だが）。感情をマネジメントすることが仕事（感情労働）だからこそ、自然にのぼってくる感情について、プロフェッショナルとしてもっと話し合われるべきだと思う。

感情マネジメントとキャリア

さて、なぜ感情労働がキャリアの問題に結びつくのかという本題に入ろう。簡潔に言えば、感情をうまくマネジメントできないと看護師を続けることが苦しくなるということだ。このことを感情労働と自分との関係性という視点からホックシールドが分析を行なっている。

それによると、感情労働者は３つの困難にぶつかりながら、自己を再定義しているという[11]。

１つ目は自分と自分の仕事とが一体化されてしまうという問題だ。患者さんが外来の待ち時間が長いと不満を言うとき、それは大抵、医師の診察が長引いていたり予約システムの運用が問題だったりする。しかし、不満の矛先を向けられた看護師は、あたかも自分が至らなかったように感じることがあるだろう。ホックシールドによると、そのような人は、状況とその状況に一体化させている自分とを分けること、すなわち脱個人化する能力を発達させる必要があるという。

２つ目は、働きかける相手と気持ちがそぐわないという問題だ。日勤で８人もの患者さんを看ていると、心を込めたケアをしたいと思っていても、取り繕われた**表層演技**しかできない。そんなとき、自分は患者さんに申し訳ないことをしていると捉えてばかりではつらい。心からケアしたいと望んでいるが、時間や人数の制約などから、看護師として心を込めた態度を常にとれるわけではないことを認める必要があろう。

3つ目は、気持ちがそぐわない相手に対して、自分の本当の気持ちを抑えて演技を行うとき、自尊の感情を維持することができるだろうかという問題だ。病棟には、不特定多数の患者さんが入れ替わり立ち替わり入院してくる。そのすべての人に対して、看護師の感情規則に従ったふるまいをすべきだと自分に命じ続けるのは難しい。その命令が過剰になると、仕事を自分から切り離してしまい、仕事上で何が起きても真剣にとらえないようになるか、表層演技をすることさえも拒んで引きこもるようになるといった対処行動に出るようになるとホックシールドは指摘する[12)]。そうなれば、いったん仕事と自分との距離をとり、自分のしている仕事を客観的に評価する視点をもつことが肝要であろう。

感情労働が、人間の心理的コストに支払う代償が大きいことに警鐘が鳴らされている[13)]。仕事に献身的になりすぎると燃え尽きてしまうし、自分と自分の職務を切り離して表層演技の達人になれば、正直でない自分を不愉快に感じてしまう。だからといって、演技することを職務だと割り切ってしまうと、自分の仕事はどうせこういう仕事なのだと皮肉っぽくなる。

看護の仕事は感情マネジメントの連続である。どうすれば、自分らしさを失わずに看護ができるのか（看護師になれるのか）という問題提起は、看護師としての自分にどう向き合っていくのかというキャリア上の大きな問いでもある。

註

1）：このイラストは、NPO法人なずなコミュニティ看護研究・研修企画開発室室長の堀内園子氏が看護学生時代に描いたものがオリジナルであり、堀内氏のご厚意により本稿用に書き下ろしていただいたものである。

2）：ホックシールド（2000）は、事実を知る手がかりとして感情をとらえようとするとき、そこには2通りの演技があるという。表層演技とは、「感じていることを隠したり、感じてもいないことを感じている振りをする」（p.36）ことであり、自分の本当の感情には気づいている。他方、深層演技とは、他者に対してだけでなく自分に対しても演技を行うことである。演技のはずだった感情を状況や制度に合わせ、真の感情なのだと思いこむようになることをいう。

引用文献

1）Nelson, S. : Say Little, Do much, University of Pennsylvania Press, 2001. 原田裕子訳：黙して励め，日本看護協出版会，P. 5，2004.

2）Hochschild, A.R. : The Managed Heart; Commercialization of Human Feeling, The Regents of the University of California,1983. 石川准・室伏亜希訳：管理される心，世界思想社，P. 7，2000.

3）前掲書2）P.170.

4）前掲書2）P.176.

5）武井麻子：感情と看護，医学書院，P.41，2001.
6）Stephen Fineman：Understanding Emotion at Work, SAGE Publications, P.36, 2003.
7）前掲書6）P.36–37.
8）前掲書5）P.48.
9）勝原裕美子・ウィリアムソン彰子・尾形真実哉：新人看護師のリアリティ・ショックの実態と類型化の試み―看護学生から看護師への移行プロセスにおける二時点調査から，日本看護管理学会誌9(1)，P. 30–37, 2005.
10）前掲書5）P.48.
11）前掲書2）P.152.
12）前掲書2）P.155–156.
13）前掲書2）P.214.

参考文献

1）Smith, P.：The Emotional Labour of Nursing ; How Nurses Care, The Macmillian Press Ltd., 1992. 武井麻子・前田泰樹訳：感情労働としての看護，ゆみる出版，2000.
2）Stephen Fineman：Emotion in Organizations, SAGE Publications, 1993.

§8

交代制勤務

[夜勤がつらいとぼやくある看護師の話]

やっと夜勤が明けた。残業すること2時間。お昼までに帰れるのなら、まあまあだ。今はとにかく気だるい。明け方4時頃には最大級の眠気が襲うけど、その時間帯を過ぎれば、朝食前の採血やら早起きの患者への応対などが眠気をどこかへやってくれる。7時過ぎになって、師長さんや日勤のスタッフが集まってくるようになると、病棟が活気づいてくる。そうすると、ああもう後少しだと最後のがんばりが効く。申し送りが終わり、記録が終了して休憩室で朝のコーヒーを飲むこの瞬間、やっと深夜勤が明けたことを実感する。冷蔵庫に冷やしていたヨーグルトも美味しい。でも、ほっとするというより、気だるい。身体が疲れきっているのがよくわかる。

家までは車で20分。出勤するときはそれほど長く思わないこの距離も、帰りはとても長く感じる。ハンドルをにぎっていると、突然眠気が襲うことがある。はっと気づくと、センターラインをはみ出していたり、青信号に変わったことに気づかなくて後ろからクラクションを鳴らされたりするなんてことがしょっちゅうだ。

看護の仕事は好き。だけど、この疲労感だけはなんとかしてほしい。仕事を続けようと思ったら、夜勤は避けて通れない。それはわかっているんだけど、できることなら夜勤なんてしたくない。このまま夜勤を続けなきゃいけないんだったら、あと何年ももたないだろうなあ。同僚の中には、看護師になったばかりの頃は勤務交代のペースがつかめなくてきつかったけど、そのうち馴れちゃったという人も何人かいる。そんな人がうらやましい。私は、夜勤“業務”には馴れたけど、いまだかつて一度たりとも夜勤“勤務”に馴れたという感覚をもったことがない。中には、ばたばた走り回る日勤よりも、夜勤の方が落ち着いて仕事ができるから好きだなんていう人もいるけど、私には理解しがたい。フクロウやコウモリならともかく、人間はそもそも、夜は寝るものだと思う。

人が寝静まる頃から勤務が始まる仕事なんだからしんどくて当たり前だと思う。しんどくないというのなら、そういう人に私の夜勤分を働いてもらいたいと思うけど、夜勤勤務を積極的に希望する人なんておいそれとみつかるわけでもない。これから先、なんとか看護師を続けようと思ったら、夜勤のない外来に異動させてもらうか、病院を辞めて診療所に変わるかしかないと思っている。

世の人に、「夜勤のある仕事は？」と問えば、すぐに「看護師」と答えていただけそうなくらい、看護に夜勤の仕事が伴うことは当然のこととなっている。しかし、夜勤に伴う心身の疲労は想像以上のものであり、病院勤務の看護師として仕事を続けるのであれば、いかにうまく夜勤を生活の中に組みこんでいくかが鍵になる。

サーカディアンリズムと看護の仕事

私たちの身体が、体内時計とも呼ばれる**サーカディアンリズム**（**概日リズム**）によって、活動と休息とを繰り返していることはよく知られている。サーカディアンリズムはホルモンの分泌、体温の上昇、睡眠などに影響する生体リズムであるため、人が日常生活を送る上でこのリズムに規則正しく従うことが重要なのは言うまでもない。

ところが、病院勤務の看護師のように、**勤務交代制**によって生活が不規則になりがちな仕事は、サーカディアンリズムが崩れやすいので、さまざまな危険にさらされることになる。特に、サーカディアンリズムの崩れによって疲労が蓄積されることや睡眠が障害されるといったことは実証されてきている。また、近年には、そのような疲労によって医療事故を起こしかねない危険性が多数指摘されている。

三交代や二交代といった勤務交代制度によって看護師のサーカディアンリズムが狂わされていることは間違いないのだが、不思議なことに同じ病棟で勤務していても、それほど疲れを感じない人もいれば、ひどく疲れを訴える人もいる。米澤ら[1)]の研究では、三交代を行う看護者を勤務経験年数ごとに4年未満、4年から10年未満、10年以上の群に分けてそれぞれの疲労感を測定している。それによると、4年未満の人たちの蓄積的疲労度が最も強く、4年から10年未満の人たちの睡眠感が最も不良であることが明らかになっている。また、一般的に、夜遅くまで起きていられる夜型の人の方が、朝に強い朝型の人の方よりも夜勤を伴う交代制勤務に適していると言われている[2),3)]。すなわち、看護師としての経験が浅く、そもそも朝型だという人にとって、夜勤はとても過酷だということになる。その上に残業が重なれば、疲労の度合いはますます激しくなる。

身体的に夜勤のできない看護師

いくら夜勤がきつくても、病院に勤務しているかぎり、夜勤を避けて通るわけにはいかない。

看護師に夜勤がつきものだということを考えれば、夜勤ができない看護師には、どこか王道から逸れてしまっているような、そんなプレッシャーを与えかねない。「夜勤ができない」という言葉はよく耳にするが、それには3通りの意味がある。

1つ目は、身体的に夜勤ができないという意味だ。先に述べたように、夜勤によるサーカディアンリズムの変化を強く受ける人にとって、勤務交代制はつらい。そもそも朝型の人が夜通し起きているだけでもたいへんなのに、夜勤明けに日中寝るように言われてもそれもできない。朝に寝るという習慣がないから眠れないためだ。そうして疲れがとれないままに日々を過ごし、疲労が蓄積することになる。

2つ目は、家庭があるので夜勤ができないという意味だ。体力的には問題なくても、子育てや配偶者等との生活バランスを考えると、夜に出かけるのが物理的に、あるいは心理的にも困難なことがある。家庭と仕事が両立できればそれに越したことはないだろうが、周囲の理解が必要だ。家庭生活と仕事生活のバランスに関しては、第４章で取り上げている。

３つ目は、能力的にできないという意味だ。夜勤帯には十分なサポート体制があるわけではない。それを十分に理解した上で夜勤の人員編成がなされているわけだが、時折、夜勤についてもらうにはあまりにも危険が大きいと判断せざるを得ないような人がいる。看護師になって間もない新人たちのほとんどがそうだ。

これら３通りの夜勤困難組のうち、家庭との両立が難しい人は、一定期間、外来などで日勤帯のみの勤務に移るのが一般的だ。外来に勤務しながら家庭生活を一定のパターンに保ち、それと同時に周囲の理解を求めるように働きかけながら病棟に戻る調整を行う。能力的に夜勤ができない人に対しては、多くの場合、日勤業務の流れがだいたいわかるようになった頃を見計らって、夜勤のシフトが少しずつ組み込まれていく。すぐには無理でも、サポート体制を敷きながら、徐々に夜勤業務に順応させていくことで、できないことをできるように訓練していく。

さて、最もやっかいなのが、身体的に夜勤ができないという人たちだ。夜勤は、夜型の人にとってもけっして楽なものではない。誰にとっても厳しい勤務帯なので、身体的につらいことを夜勤ができないことの言い訳には使えない。そんな言い分を管理者が「はい、そうですか」と聞き、「それじゃあ、どうぞ休んでください」なんて言おうものなら、夜勤をする人がたちまちいなくなる。つらい夜勤だからこそ、皆が交代で行なっているわけだから、自分だけがつらいと叫んでも、よほどの身体症状が出ないかぎり誰も相手にしてくれない。

勤務交代と疲労対策

交代制勤務が身体に負担をかけていることは、火を見るよりも明らかである。そのため、少しでもそれを軽減するための提案がたくさんなされている。

特に目をひくのは、1982年に提案された**ルーテンフランツによる９原**

則だ。表６は、この原則を紹介している佐々木[4]の文献から抜き出したものである。佐々木によると、この原則の特徴は「夜勤交替勤務者の生体リズムの乱れ防止、夜勤負担の軽減および疲労の早期回復のみならず、家庭生活や社会生活上の不利益の是正も含めた総合的な指針を打ち出している点」[5]だというから、夜勤を行う者にとってはかなり助けになりそうである。

すでに四半世紀も前に、この原則に基づいた対策の必要性が謳われている

［表６］ ルーテンフランツの９原則

原則１：連続夜勤は２～３夜にすべきである
原則２：日勤の始業時刻は早くすべきではない
原則３：勤務の交代時刻は個人に多少の弾力化を認めるべきである
原則４：勤務の長さは労働負担により決め，夜勤は他の勤務より短くすることが望ましい
原則５：10時間未満の勤務間隔時間は避けるべきである
原則６：少なくとも２連休の週末を含む休日を配置すべきである
原則７：交代方向は正循環が望ましい
原則８：交代の１周期はあまり長くするべきでない
原則９：交代順序は規則的に配置すべきである

るが、実際にはどの程度が採り入れられているのであろうか。たとえば、８時半に日勤が始まるといっても、１時間近く前から情報収集のために集まってくる看護師たち。専門職として必要な業務をこなすためだとはいえ、自ら原則２を脅かしていることになる。また、勤務交代を決められた時間に一斉に行うことが習慣になっている看護の仕事は、個人ごとに異なる勤務時間を設定して働くという原則３はにわかには受け入れられないだろう。原則４に基づいて、日勤と夜勤の勤務時間の長さを考えてみよう。三交代では両者の時間は同じだし、二交代ではむしろ夜勤の方が長くなることもある。夜勤中に疲労がたまることはわかっていても、日勤を終えた人

がその後の時間をゆっくり過ごせるほうを優先するのなら、夜勤が長くなるのは致し方ない。

勤務と勤務の間は最低10時間あけることが原則5であるが、日勤の後の深夜入りや、準夜の後にすぐ日勤がくるという勤務交代制はいたるところで見られる。たとえ残業がなかったとしても、次の勤務までには8時間しかない。原則7には正循環という言葉がみられるが、これは、朝・昼・夜という1日の流れにそった順番（循環）で交代していくことで、具体的には日勤→準夜→深夜→日勤のサイクルをさす。それぞれの勤務帯を1日ごとに変える必要はなく、原則1に従いながら、2日ずつあるいは3日ずつ行なってもよい。しかし、実際には、逆循環と呼ばれる日勤→深夜、深夜→準夜、準夜→日勤という勤務交代が行なわれている。

その他の対策として、仮眠の必要性[6]、[7]、[8]、[9]はかなり強調されている。だが、仮眠場所の確保が困難であったり、睡眠惰性（起きた後にも眠気が続くこと）への対処が容易ではなかったり、職場内で仮眠に対する理解が得られにくい状況があることなどが指摘されている[10]。さらに、仮眠に対する捉え方に個人差があり、仮眠が許されていても敢えてとらない人がいることも仮眠対策の限界だと述べられている[11]。

交代制勤務は必要か？

このように考えると、勤務交代制が看護師の疲労を高めているとわかっているのに、どうして大事だとされている対策をことごとく活かさない（活かせない）のかとやるせなくなる。現場の管理者が、限られた人的資源の中で交代制勤務のやりくりをする苦労ははかり知れないが、看護師が長く勤務を続けられるための対策に知恵を寄せなければ、本当にいつか看護師が現場からいなくなってしまう。とは言え、望ましい勤務交代が行なえない理由を根っこから考えると、やっぱり看護師の人数が足りないというところに行き着いてしまう。余りある人員が備わっていれば余裕をもって勤務を組めることだろう。だが、それは当分望めない。そうすれば、交代制勤務の制度そのものが前提としていることを変更することも考えなければならない。

その前提とは、看護師は皆“平等に”“公平に”勤務を負担するということだ。これが「看護師は夜勤ができなくてはいけない」という考え方や、「３交代や２交代などによって一斉に交代時間を設定する」という考え方に結びつく。

ある病院で、１つの病棟で、２交代と３交代の両方を採用しているという管理者の話を聞いたことがある。２交代を望む看護師と３交代を望む看護師がうまく話し合って調整したら、それが可能だったということだ。考えてみれば同じ病棟内では１つの勤務形態しか採り入れられないと思い込んでいただけで、工夫できることもまだあるかもしれない。

また、各看護単位が曜日ごとの業務の見直しを行ない、どの時間に何人くらいの人員を必要とするのかを割り出して、その時間にはより多くの看護師が配置できるようになれば効率的だ。そのためには、従来の一斉交代制度ではなく、３時間勤務の看護師、６時間勤務の看護師など複数の勤務パターンを設定してフレックスに勤務する方法（ルーテンフランツの原則３）を考えなければならない。今でも半日勤務や早出・遅出勤務などはあるが、それらをより柔軟に組み入れるというイメージだ。多様な働き方を採り入れることに伴って給与体系の見直しも必要になろう。

病棟が再編成されたり、混合病棟化が進んだりする中、業務量も日々めまぐるしく変わり、その測定はままならないかもしれない。労働時間に応じた給与にするための給与体系の見直しなどとんでもないのかもしれない。だが、（サービス）残業が常態となっているのは、勤務交代制度と業務量が合っていないからである。社会的な使命として、看護の仕事から夜勤はなくならないが、看護の仕事から残業をなくすことはできるはずだ。今のままの残業付き交代制勤務に、長く働きたいと願う看護師の生身の身体を合わせるには限界がある。

引用文献

1）米澤弘恵・石津みゑ子・池本梨絵他：三交替勤務看護者の蓄積的労と睡眠感の経験年数による比較, 愛知県立看護大学紀要, 6, P. 9–17, 2000.
2）千葉茂・田村義之：睡眠の問題が引き起こすもの—睡眠不足と勤務形態, Progress in Medicine, 24(4), P.957–961, 2004.
3）高橋敏治・林田健一：交替制勤務と不眠, からだの科学, 215, P.50–53, 2000.
4）佐々木司：夜勤交代勤務の疲労対策, からだの科学, 230, P.25–32, 2003.

5）前掲論文4）
6）高橋正也：概日リズムと交替勤務，神経進歩，45(5)，P.847−858, 2001.
7）白川修一郎：ナースの睡眠を科学する―正しい知識をもって上手に睡眠をとるこつ，ナーシング・トゥディ，17(3)，P.82−83, 2002.
8）高橋正也：仮眠の効果についてのエビデンス，EBNursing, 4(4)，P.420−426, 2004.
9）前掲論文4）
10）前掲論文6）
11）前掲論文6）

第３章

フェイズⅡ　看護師としての成長

時が経ち、経験が積み重なると一通りの業務がこなせるようになる。しかし、それだけではなんだか物足りない。戸惑いながらも、看護をする自分にきちんと向き合い、方向感覚をもって進んでいく。そんな中で看護の面白さに気づき始めるとき、看護の怖さにも触れることになる。看護の奥の深さにどう入り込んでいくのか。

§9

免　許

[夫の転勤話で看護師免許を引っ張り出した看護師の話]

昨夜、OLをしている高校時代の友達から電話があった。特に何か用事があったっていうわけじゃなかったみたいだけど、なつかしい声を久しぶりに聞いて、互いの近況を報告し合った。彼女は、高校時代、私が看護の道に進むことをすごく応援してくれた人だったし、今でも「看護師さんの仕事はたいへんだろうけど、資格がある仕事だからいいね」って言ってくれる。これまでは、同じようなことを言われても、それほど自分の資格を意識することはなかった。

私からすると、商社のOLとしてバリバリやっている彼女は、資格こそないけど、持ち前の英語力と行動力とを活かせるいい仕事に就いていると思う。だから、私のことをそんなふうに言われても、たいしたこととは思わず聞き流していた。それが、ちょっと立ち止まって自分の資格のことを考えるようになったのは、去年、夫に転勤の話が出たときだった。地方都市に転勤になるかもしれないという話を聞いて、自分もついて行くことを前提にしたとき、あらためて自分が何をしたいのかを考えた。そうしたら、やっぱり看護師を続けたいと思っている自分に気づいたし、免許があるのだから、望めばそれが可能な仕事なんだって意識するようになった。

結果的に、夫の転勤話はお流れになったんだけど、その話を聞いたときには、思わず仕舞い込んでいる「看護師免許証」なるものを探し回った。あると思っていた場所になかったからちょっとびっくりしたけど、みつかったときにはマジマジと見ちゃった。これって、当時の厚生大臣の名前でいただいているんだよね。今さら何言ってるの？って言われそうだけど、こんなにじっくり免許証を見たのも、これをもらったとき以来だった。あのときは、嬉しかったなあ。この免許証をもらうために、電話帳みたいに分厚い国家試験の過去問をせっせと解いたこととか、国家試験の発表日に勤務していて朝からそわそわして落ち着かなかったこととかを思い出しちゃった。

今、免許更新制度の是非について騒がれているらしいけど、私は、そんな制度なくてもいいと思っている。これからも看護師を続けたいと思っているから、毎日一生懸命看護をやっている自分を大切にしているし、勉強もしている。これ以上、免許更新のために何かやれって言われても、すごい負担を感じるだけのような気がする。せっかくもらった免許だから大事にしたいと思うけど、更新制度なんかなくても大事にはできると思うんだ。

免許と責任

看護師になってすぐの頃、たとえば「今日は午後から手術室の看護師さんが術前訪問にこられる予定なんですけど…」といった報告をすると、先輩に「看護師さんなんて言わないで。あなたも看護師よ」って言われた経験はないだろうか。つい昨日までは、看護師を客体化してさんづけで呼んでいても、免許をもち、自分自身がその看護師になって職場に立つとそうは呼べなくなる。“看護師になる”とは、きわめてシンプルに考えれば**看護師免許**を取得することに他ならない。学校ごとに教員は異なるし、科目の内容や講義の進め方、それに臨地実習の状況はさまざまだ。しかし、**国家試験**を受験するために必要とされる単位はどこの教育機関であっても基本的に同じであり、その単位を修め、国家試験に合格すればみんな同じ看護師免許をもつことになる。そして合格したその瞬間、統計的には看護師の仲間入りをしたことになる。

統計の上だけでなく、気持ちの上でも仲間入りをする感覚、あるいは仲間を迎える感覚を**「同僚性」**と呼ぶ。同僚という響きは、「あの人は私の同僚の○○さんよ」といったように企業社会でも違和感なく使われるのだが、ここでいう同僚性とは、より深いレベルでの専門職としてのつながりをさす[1)]。すなわち、同じ免許をもっているという認識の上に立って、互いが対等の関係であることを前提に仲間を尊重し、成長を助けること。そして、看護に対して深いレベルで共通理解を得られる関係性をいう。狭い意味では、ある特定の職場における看護チームのメンバー同士の関係性をさすが、実はもっと広く深い考え方であり、見知らぬ看護師であっても、その人が「看護師」だというだけで、同業者意識や仲間意識を感じる。そんな感覚が同僚性である。

たとえば、マスコミをにぎわすような犯罪やスキャンダルが起きたとしよう。誰が起こした事件であっても不愉快なことに変わりはないが、その見出しが“看護師による保険金目当ての傷害事件”などとなっていると、自分も看護師であるがために不愉快を通り越して気分が悪くなることもある。そんな見出しを大きく載せているような新聞は全部買い占めて、社会に看護の不祥事を出さないようにしたいという衝動に駆られても不思議ではない。その事件を起こした当事者とは、会ったことも話したこともなくても、そういう気分の悪さが生じるのは、「なぜ、私と同じ看護教育を受けて、ケアを生業とする看護師の免許をもっている人がそんなことをするのか」と理解に苦しんだり、「看護師の名を汚してくれるな」という怒りとも悲壮感ともとれぬ感情をもったりすることによる。それも全部、同僚性によるものだ。その一方で、看護師の活躍ぶりが報道されると、自分もその人みたいに頑張ろうと思えたり、そういう活躍を我がことのように誇らしく思えたりするのも同僚性である。同僚性というのは、ただ単に職場を同じくするというだけでなく、同じ免許をもつ専門職としての心理的なつながりが基盤になっている。

免許の重み

それでは、同じ免許をもっているということが、どうしてこのような同僚性を育むのだろうか。世の中にはいろんな免許があるが、国家資格で、しかも相当期間の教育を積まなければ取得できないというところにこだわれば、看護師免許のもつ重みが同僚性をもたらす大きな要因として考えられよう。

免許の重みについては、2008年現在国際看護師協会の会長である南裕子先生が、授業中に学生に対して次のようなお話をされていた。「交通事故を起こしたとき、罪が問われるのは皆同じです。だけど、万が一ひき逃げをしたときには、医師や看護師などの罪はそうでない人たちに比べると重くなります。なぜなら、医師や看護師は人の生命を救うことを求められる仕事なのに、その職務を遂行せずにその場から逃げ出したということが問われるからです」。たしかに、警察官や消防士などを含め、非常に倫理観が高く社会性・公共性が強いと認識されている仕事に就く者が、その場を放棄することの謗りは免れない。ひき逃げのような重大な事故や事件でなくとも、日常的に「あなた、看護師なんでしょ！」と他者から非難されるような場面では、ただ単に自分が看護師という鎧（よろい）を着ているだけではなくて、ハートの部分も含めた総体として看護師であることを求められていることに気がつく。免許をもち資格を得ているということは、それをもつにふさわしい能力が備わっていればよいというだけでなく、それをもつ覚悟も求められているということだろう。

ところで、免許を保持するのにふさわしいかどうかを審議するのは厚生労働省の**医道審議会看護倫理部会**であり、その答申を受けて処分が決定される。たとえば、平成19年3月には、看護師1人が免許取り消し、4人が1年6カ月－1カ月の業務停止とする行政処分が決まっている。免許取り消しとなったのは、女性に精神安定剤を混入した酒を飲ませ乱暴したとして、準強姦罪で実刑が確定した男性看護師である。先に述べた同僚性を考えれば、犯罪が確定した段階で、すでに看護師仲間として認めづらいものがあるのだが、免許取り消しに至るのはかなりの重罪に限られているようで、薬剤の窃盗や処方箋の偽造などは業務停止処分となっている。看護師は厚生労働省が認めた国家資格なので、司法の決定とは別に免許保持の是非は同省が責任をもって決定している。日本国憲法とは別に、看護師としての資格の処分が審議されるのであるから、つくづく国家資格の重みを感じざるを得ない。

免許更新制度の導入

国家資格の質をどのように保証するかという観点から、**看護師免許の更新制度**について、ここ数年論議がなされている。運転免許でも更新制度があるのに、人の命を預かる仕事に更新制度がないことに対して疑問が生じるのは当然だろう。このことは早くから議論されているにもかかわらず、なかなか進展をみないのは、医師免許の更新制度の論議が決着をみていないからだ。医師免許の更新制に関しては、政府の規制改革・民間開放推進会議などで議論されているのだが、自民党の医療関係議員などの反対が強くて硬直しているようだ[2),3)]。だが、日本看護協会としては、早くから免許更新制度を前向きに検討すべきという見解を示している[4)]。免許の更新と継続教育とをリンクさせて、看護職者としての資質を担保しておかなければならないというのがその趣旨である。

もう何年も前のことになるが、中国の福建省看護協会に招かれたことがある。そこでの講演会場に到着すると受講者の長蛇の列ができていた。何をそんなに並んでいるのかとのぞいてみたら、受講証明印を押してもらっていることがわかった。中国の看護師免許は更新制をとっており、次の更新時期までに、職位に応じた研修の受講や学会活動が求められているとのことであった。その説明を聞いて、看護師たちが必死の形相で列をなしていることに合点がいった。

免許の取得は、その免許をもっている人にしかできないことを行ってもよいという許可を得ることだ。スタート地点に立つ許しが与えられたにすぎない。その免許に自らが磨きをかけるために、専門職にはスタートした後も学習を積むことが当然求められる。だから、福建省の看護師に限らず、継続学習のために研修を受講する姿勢は日本でも同じだと言いたい。しかし、国内で研修をしていると、「師長さんに、あなたこれに行きなさいと言われたのでこの研修を受講しています」というスタッフの素直な意見を耳にする。必ずしも自発的に研修を受けているわけではなく、明らかにイヤイヤ座っている様子が目に飛びこむと、ついつい福建省で見たあの光景と比較してしまう。

日本医師会は、専門職なのだから自分の責任で自律して継続教育を受けるべきだと主張している[5)]。それも一理あると思う。しかし、本人の自律性に任せるには、あまりにも医療の高度化がスピードアップしており、情報量も膨大になっている。自律した職業人として、自分に必要な生涯教育が何なのかを取捨選択していくことは大切だ。しかし、国民が安心して医療を受けるためには、医療者の内部でのみ統制機能を働かせるのではなく、医療の質が保証されていることの証を免許の更新というわかりやすい形で公に示していくことも必要だと思う。

2005年の3月、「規制改革・民間開放推進3か年計画」の検討項目から医師免許の更新制度導入に関することが削除されることになった。「なぜ、医師だけに厳しい制度を設けるのか」という反対意見が相次いだとの記事[6)]を目にするが、たしかに弁護士などの免許も更新制ではない。しかし、他の国家資格がまだ更新制度を導入していないことなど理由にはならない。自分たちで自分たちを律することが自律であり、それをわかりやすい形で社会に提示することは専門職の使命だと考えるからだ。その意味で、同年の6月に、看護師の免許更新制が本格的に検討されると決まったことは評価したい。

周囲の人たちが、「看護師は資格のある仕事だからいいね」と言う言葉には、食いっぱぐれがなく経済的に安定しているという意味が多分にあるだろうが、それだけではないと思う。おそらく、資格をもって仕事をするということで誇りを感じられることだとか、社会的信頼が厚いことだとか、資格に恥じない向上心をもっていることだとかといったことに対するいくばくかの羨望や尊敬の気持ちが混ざっているのではないだろうか。そんな資格をもつ仕事なんだということを改めて認識したい。

昔から、役所、学校、病院は封建的で世の中の動きから遅れていると揶揄されてきた。しかし、こと免許更新に関して言えば、文部科学省が厚生労働省よりも先んじた。2007年6月に安部内閣（当時）の国政重要課題である「教育再生」の考え方のもと、教育改革関連3法が成立。教員免許更新制の導入が決まったのだ。世の中は動いている。

引用文献

1）勝原裕美子：日本の看護婦・士の Professionhood を構成する要素，日本看護科学会誌，19(1)，P.42–48, 1999.

2）週刊医療情報インデックス，3(3)，2005.

3）日本醫事新報，4222, 3(26)，2005.

4）岡谷恵子：看護教育制度について，平成 11 年度看護白書，P.31–37, 1999.

5）橋本信也：医師の生涯教育とプロフェッショナルオートノミー，日医雑誌，133(1)，P.67–75., 2005.

6）前掲書3)

参考文献

1）真野俊樹：医師免許更新制度と医療事故防止，治療増刊号，87, P.803–806, 2005.

2）福見一郎：英国に導入された医師免許更新制度，治療，85(9)，P.2661–2665, 2003.

3）前田樹海：ナースの資格を考える―他医療職資格との比較，ナーシング・トゥデイ，19(1)，P.60–65. 2004.

4）鈴木志津枝：ナースの資格を考える―各国の看護師資格との比較，ナーシング・トゥデイ，18(13)，P.57–59. 2003.

5）菱沼典子他:看護の質の確保に関する研究―先進諸国における免許更新制度，聖路加看護大学紀要，25, P.52, 1999.

§10

一人前

[「一人前」と思うことのできないある中堅看護師の話]

4年目にもなると、勤務表の中の自分の位置は、上から数えた方が早くなる。師長さん、主任さん、10年目の先輩が1人、8年目の先輩が1人、6年目の先輩が2人、5年目の先輩が2人…それから私。同期は他に2人。3年目が3人、2年目が4人。1年目が3人。　今の私は、病院の中の仕組みも、病棟運営のことも、看護のことも、何か聞かれてそんなに困ることはない。どの医師がどんな性格なのかだいたい知ってるし、どういう行動パターンをとりそうなのかもわかってる。だから、この先生からは早めに指示受けしてた方がいいとか、あの先生の回診前には必ずバイタルを先に記録しておいた方がいいとかといった要領や段取りも身についた。

業務上、特に困ることはないから、誰かの目にとまって叱られることもないし、気にされることもない。問題なのは、困らないからといって自分のしていることすべてに自信があるわけじゃないということ。周りは、私のことをすっかり一人前だねっていうけれど、素直に「はい」って言えない。本当のこというと、2年目の終わりくらいかなあ、自分も一人前かなって思ったことがあった。先輩に怒られることもなくなって、1年目の時のようにオドオドしなくなった。一通りの業務がこなせて、「看護師さーん」って言われることにもすっかり慣れて、少し仕事も楽しくなった。そして、“できるようになった自分”っていうのを感じるようになって、私って、一人前かなって思ったんだ。

だけど、今はそうじゃない。看護って、私が知っている以上に、もっといろんなことを知っておかなきゃできないことがあるし、患者さんから教わることが多い。自分は何も知らないんだなって思うことがたくさんある。とても自分のことを一人前なんて言えない。まだまだ半人前だ。だけど…院内では4年目になると「中堅」って言われるんだ。

「一人前」の2つの意味

パトリシア・ベナーという偉い学者が、From Novice to Expert：Excellence and Power in Clinical Nursing Practiceという名著を世に出したのは1984年のことである。

それが、『ベナー看護論―達人ナースの卓越性とパワー』[1)]いう表題で、日本語で読めるようになったのが1992年。おそらくそれ以降であろう。「中堅」と並んで「一人前」という言葉が看護界で飛び交うようになった。ベナーは、チェス競技者やパイロットを対象にした調査から明らかになった**ドレイファス・モデル**と呼ばれる**技能修得モデル**を用い、看護への適用を試みた。その結果、ドレイファス・モデルと同様に、看護師も「**初心者**」「**新人**」「**一人前**」「**中堅**」「**達人**」というレベルを経て技術を修得していることが明らかになったのである。

ベナーの考え方を臨床に持ち込んだ病院では、「私は一人前」「あなたは新人」「彼女は中堅」というように、技能修得レベルに応じてナースを分類するようになった。「一人前」は、「新人」より技能が上だが「中堅」よりは技能が未熟な看護師の代名詞として使われていることになる。

他方、ベナーの考え方が紹介される前から「一人前」という言葉は使われてきた。何もできずにオロオロする毎日を過ごす新人は「私も早く一人前になりたい」とつぶやいてきたし、自分を情けないと嘆く看護師に「もう一人前なんだから、しっかりしなさい」と師長がハッパをかけてきたことだろう。このように使われる「一人前」は、辞書の力を借りれば、“技芸・学問などが一応の水準に達していること”（大辞泉）や、“技芸などがその道の人間として通用するほどになっていること”（大辞林）を意味している。

ここでは、ベナーの考え方を押さえつつ、後者の方の「一人前」についてもう少し考えてみたいと思う。

本人が思う「一人前」と周囲が思う「一人前」

「一人前」になるということは、「半人前」からの成長を意味するため、キャリアを考える上で重要な概念だと思われる。ところが、どうなれば、あるいはどうあれば一人前なのかという定義は、あるようで見あたらない。

手元にある『「一人前」の条件がズハリ！わかる本』[2)]をめくってみると、例えば、作法に厳しい禅宗では、音を立てずにタクアンが食べられるようになったら僧侶として一人前だとか、トレンディ・ドラマのAD（アシスタント・ディレクター）は、美味しいロケ弁当の手配が迅速にできれば一人前だとか、古本屋は客が来ても知らんふりができて一人前だとかと書いてある。残念なことに、この本に看護師の項はない。

そこでご紹介したいのが、筆者が10年以上前から手がけている**プロフェッションフッド**の研究の一部だ。プロフェッションフッドについては§13で紹介するが、ここでは研究のプロセスにおいて、さまざまな看護師に実施したインタビューの一部を紹介したい。

インタビューの項目は、かなりたくさんあるのだが、そのうちの1つに「あなたは自分を一人前の看護師だと思いますか」という質問がある。それに対して、表7は自分を一人前と思わない人の発言例であり、表8は一人前だと思う人の発言例である。

これらを見比べてみると、看護師として相当年数の経験を経なければ、自分を「一人前」とは呼べない傾向があるようだ。ベナーは、「一人前とは、同じ状況もしくは、類似した状況で2～3年仕事をしているナースによって代表される」（p.18）と述べているが、実際にはその程度の年数ではとてもではないが「一人前」という自覚には至っていない。あらためて、ベナーのいう一人前との違いがわかる。他人がいくら自分のことを「一人前」だと評価しても、看護師が自分で自覚する「一人前」とはもっと遠くて重たいもののようだ。

［表7］「一人前」だと思えない理由

- 1年目の時は3年目の人をみて一人前だと思ったけど、3年目になったら5年目でも一人前じゃないと思うようになった。（経験3年）
- 技術をこなすことではなくて、患者に合わせて工夫・創造ができないと一人前じゃない（経験3年）
- 自信をもって後輩指導ができないので、一人前とは思わない（経験4年）
- 業務はこなしているけど、看護はできていない（経験4年）
- 上がたくさんいるので半人前でしかない（経験5年）
- 狭義の一人前は、そつなくこなすことだけど、本当の意味の一人前ではないと思う（経験7年）
- 管理職を始めたばかりで、もっと何かできるのではないかと感じている（経験12年）

［表8］「一人前」だと思える理由

- 急変のポイントがわかり、経験が積み重なり、自分の判断が求められる場面が多くなり、他のスタッフが何を考えているのかがわかったときに一人前と感じた（経験12年）
- 業務やチームに慣れるために敷かれたレールの上を走るのではなく、看護の本当の楽しさがわかった7、8年目のときに一人前だと感じるようになった（経験15年）
- 管理職としてはまだまだだが、80％は一人前だと思う。人間と本当に向き合って看護ができると思えるようになったし、経験したことを技術や言葉で下に教えることができる（経験23年）
- 自分では一人前とは思っていなかったけど、自分が患者に頼られていることが実感でき、後輩に自信をもって指導できると自覚したときに一人前だったのだと気づいた（経験33年）

自分が「一人前」になったと思えるとき

冒頭に、周囲からみれば一人前なのに自分のことを半人前だと表現する看護師の話を書いたが、世の中には、自分のことを一人前だと豪語する半人前看護師もいると聞く。経験年数だけでパフォーマンスを評価することは避けたいが、それでも2～3年経験を積んだ看護師が「私は一人前です」と言うと、どこか嘘っぽいように感じる。免許をもったプロフェッショナルなのだから、そう言えるくらいの気概があってもいいじゃないかという意見もあろうが、一人前という言葉にはなにかしら円熟味を感じさせるような意味合いがあるため、違和感は払拭できない。表８をみても、経験の蓄積から得た知識や技術を後輩に自信をもって伝えられることが、一人前だと自分を評する際の共通点として見い出せる。一人前には、ある程度の年数を経て円熟していくことが必要だと言えよう。

しかし、年数が経てば人は入れ替わる。順番からすれば、先輩が先にいなくなる。一人前の先輩が、経験の蓄積から得た知識や技術を後輩に伝授するということは、自分の代わりを育てているとも言えるのだ。一人前になるとは後輩を育てられることという考え方を、単純な数式で表してみよう。数式は次のとおり。

１人（今の自分）＋１人（後輩）－１人（将来去っていく自分）＝１人（残った後輩）＝これでやっと一人分（一人前）

足し算と引き算だけで成立させているこの数式は、今の自分は後輩を育てているが、いずれ自分が先に病棟を去るので、育てた後輩がそこに一人分（一人前）として残ることを表わしている。自分も先輩にそうされてきたし、自分が育てた後輩も次の後輩に対して同じことを繰り返す。後輩を育ててこそ一人前だという言葉の響きは、数合わせとしても成立しているのだ。もっとも、指導すべき後輩は１人だけじゃないとか、今の自分は二人分くらい働いているといった状況の複雑性はまったく考慮していないから、えらく大雑把な数式ではあるが。

「一人前」とは成長し続けること

もう少し、一人前という言葉の深さについて考えてみよう。プロフェッションフッドの研究では、表中の表現以外にも「一人前はない。本当の一人前は完成に近い看護師だけど、完成することはありえない。どこまでも高め、深めていく職業だと思うから」（経験７年）とか、「どの時点が一人前なのかはっきり言えない」（経験 12 年）といったような言葉も聞かれた。

これらの表現から、真の「一人前」というのは、「一人前」になるべく努力する姿勢を保ち続ける人がイメージされる。いつまで経っても半人前に甘んじるのは困るが、自分を一人前だと思った瞬間に努力と縁を切るようでも困る。たとえ一通りの業務はこなせていても、極みに近づくように常に研鑽を惜しまない姿に、人は畏敬の念をもって「一人前」を感じるのであろう。

人によって「一人前」の捉え方が異なるし、他者からの評され方も違う。まずは、自分が「一人前」なのかどうかを自問してみてほしい。もしも、すでに自分は一人前だと評価できるなら、これから先に続く看護師としてのキャリアをどう歩もうとしているのだろうか。また、まだ自分は一人前ではないと評価したのなら、どうあれば一人前なのか。この道で一人前になりたいと思っているのか。そんなことを問うてみてほしい。たとえ、今、「一人前」でもそうでなくても、自分にとっての「一人前」のありようを考えることが、看護師としてのキャリア発達に相当大きな意味をもつ。

参考文献

1) Benner, P. : From Novice to Expert；Excellence and Power in Clinical Nursing Practice, Addison-Wesley Publishing Company, 1984. 井部俊子・井村真澄・上泉和子訳：ベナー看護論—達人ナースの卓越性とパワー, 医学書院, 1992.

2) 暮らしの達人研究班編：「一人前」の条件がズバリ！わかる本, 夢文庫, 1994.

§11

臨床能力の差

[クリニカル・ラダーの導入に戸惑うある看護師の話]

看護部の教育委員をしている同僚から、クリニカル・ラダーの導入を検討しているって聞かされたのが1年前。クリニカル・ラダーって、看護師にランクをつけるって話でしょ？って、その時にたずねたら、それだけが目的じゃないんだって言ってた。いよいよ来年の4月からその制度が導入されることになったらしいけど、何のためにするのかよくわからない。

この間、「クリニカル・ラダー（案）」が教育委員会からまわってきて、それを病棟会でも検討したけど、師長さんの説明も今ひとつわからなかった。私たちスタッフのキャリア発達を支援するための制度だっていうのはわかるんだけど、なぜ、この制度を今の時期に導入しなきゃいけないのかって話はなかった。わざわざ、こんな大変そうなことを手がけなくても、今でもいろいろ院内研修があるし、学会参加も奨励されている。医師にも薬剤師にもクリニカル・ラダーなんていう制度はないだろうに、なんで私たち看護師だけにこの制度が要るんだろう？

どの人がどの段階に位置するかを決めるには、師長や主任などの上司による評価だけでなく、本人の評価や教育委員の評価なども入り、偏りがないようにいろんな側面から見るらしい。だけど、そんな面倒くさいことをしなくても、今いる病棟のスタッフ23人が4つの段階のどこに位置しているかなんか、10分もあればわかっちゃうんじゃないかな。

たとえば、私は中堅って域だから、レベルⅢってとこだろうなあ。

その上のレベルⅣは、うちの病棟でも２人くらいしかいないと思う。あの人たちは、看護ってこうするんだよってことを示してくれる役割モデルになっているし、リーダーシップもすごい取れる人たちだから。私がそんなところに行き着くのは何年先のことだろうって感じがする。

まあ、なんだかよくわからないけど、看護部が導入したいって言うんなら、クリニカル・ラダーだかなんだか知らないけど、やるっきゃないんだけどね。

経験年数と臨床能力の関係

石の上にも３年。看護師に限らず、経験年数が増えればその道での能力が高まることは、一般論として至極当然のこととして受け入れられる。しかし、能力の高まり方には個人差があり、必ずしも皆が同じように熟達の道を歩むとは限らない。むしろ、どこかの時点で（あるいは、最初から）能力には差がついてくる。そのため、経験年数は能力を判断するひとつの指標にはなり得ても、すべてにはなり得ない。

そうは言っても、臨床では「何年目」の看護師であるかが、病棟あるいは院内のパワー配分を行なうときに大事なポイントとなる。異動や昇格などの人事を考えたり、委員会メンバーや研究メンバーなどの諸活動の構成員を考えたりする際に、経験年数によるパワーが配分される。

具体的には、経験年数の高い人に異動をお願いするとか、特定の委員会に参加することを後押しするとかいったことである。経験年数の高いことが敬われる風潮は、中学や高校でもみられる。先輩とすれ違うときには深々とお辞儀をするとか、部活では先輩の言うことに逆らわないといったような先輩崇拝文化だ。だが、“経験年数”という言葉に皆がひれ伏すような魔力があるのは、ただ年が上だというだけでなく確かな経験知を感じさせるからだ。

たとえば、渡辺[1)]は次のように経験年数の多さを評価している。彼女の研究によると、看護師が何か変だと感じるときには自分の内なる独自の規準と目の前の現象とが比較されるという。その際、経験の多かった看護師には、患者の体の内側からの理解を行ない、それを予測につなげるという特徴があることを示している。

また別の研究[2)]では、看護ケアの経験を積むことは単に回数を重ねることではなく、修得したことを自分の中で統合させ、それまでとは異なる判断や深い洞察が可能になることだと、次のようなインタビュー・データを使って説明されている。

「(経験を積むことで) 自分が変わっていくんだと思います。その微妙なラインが明確になっていくというか。例えば、褥創しか見ていなかった自分が、何でこんな創ができたのか原因まで遡るようになっていくし、誰がそれに携わったのかとか、分析的になってくるというか。たぶん、経験を積まなかったら、本の上とか、理論的には分かったかもしれないけども、その瞬間はわからなかった。何日ぐらいで何が起こるというのは本ではわかるかもしれないけれども、微妙なラインは絶対、つかめない」

これらの例からわかるように、経験を積むことが、臨床能力の向上と密接な関係にあることは間違いなさそうだ。しかし、両者の関係が正比例ではないということが論点となろう。

臨床能力の差

臨床現場に立つと、明らかに臨床能力に長けている人と、そうでない人がいる。たとえば新人と５年目とを比較すれば、それが新人の誰と５年目の誰の組み合わせであっても、そう言い切れる。しかし、５年目と６年目とを比較したときに、そこに差を見出せるかどうかは定かではない。このように、経験年数だけでは臨床実践能力を評価できないということを事実として受け入れるようになった現場[3)]では、**クリニカル・ラダー**（もしくはキャリア・ラダー）[註1)]を導入するようになってきた。

クリニカル・ラダー（clinical ladder）は、直訳すると“臨床の梯子（はしご）”となる。梯子を登るかのように臨床実践能力に段階があることを示したもので、看護師のキャリア発達を支援する仕組みの一つである。クリニカル・ラダーは、評価すべき複数領域と、能力の諸段階とがマトリックスになった構造をしているのが一般的である。領域ごとに決められた達成内容に到達できているかを評価することで、臨床能力のどの段階に位置するかが決まる。つまり、経験年数が増えれば臨床能力が上がったと一律にみなすのではなく、段階ごとに何が必要なのかが明示されているため、次の段階に上がるにはそこをクリアーしなければならないところに意義がある。

たとえば、日本看護協会が開発したクリニカル・ラダーでは、看護実践能力（基本的な看護技術から専門的・高度な看護実践能力まで）、組織的役割遂行能力（チームや看護部内、医療施設内、地域、職能団体等での役割遂行能力）、自己教育・研究能力（技術専門職としての技能を高め、科学的追求を行なう能力）の３領域が設定されている[4)]。そして、臨床能力段階はレベルⅠからⅣまでの４段階である。

これまで、“臨床能力がすごい”といっても、何をもってすごいということが感覚的にしかとらえられなかったが、看護師がキャリアを歩む中で臨床能力が向上していくことを段階的に記述できるという点で、非常に優れたツールだと言えよう。

クリニカル・ラダー――４段の梯子

さて、さまざまな医療機関看護部でクリニカル・ラダーを展開しているが、導入を決めた理由を探ると、看護師自身が自らの進むべき方向性を持つための目印ももってもらう[5)]、個人のキャリア発達を支援しつつ、適正な人員配置・人材活用の指標にする[6),7),8)]大卒や大学院卒などの多様なキャリア志向をもつ看護師に対応する[9)]、臨床実践能力を早期に効果的に育成する[10)]、など様々である。

ただし、共通点もいくつかみられる。その中でも最も目に付くのが、臨床能力段階を４つに分けている点である。４段階の根拠は、一世を風靡したベナー[11)]の考え方が元になっていることが多い。「新人」から、「一人前」および「中堅」を経て「達人」に至る過程を説くベナーは、臨床能力に差があることを膨大なデータから示し、世界中の看護師に受け入れられた。

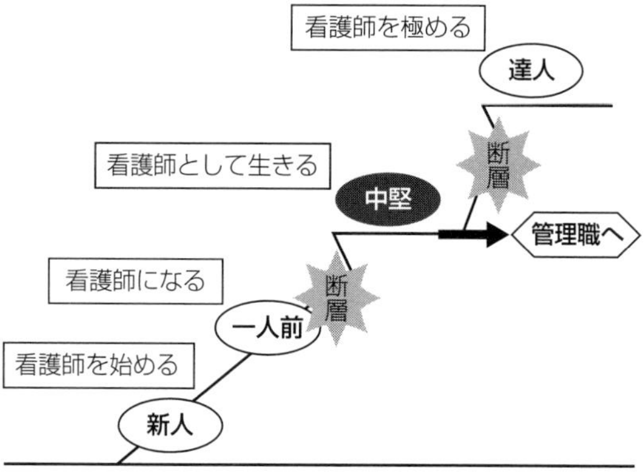

図は坂本理郎氏のアイデアに依拠している

［図３］ 看護師のアイデンティティの発達過程

しかし、次の段階への移行プロセスを考えると、その間隔は決して等間隔ではない。

「新人」から「一人前」への移行においては、集合教育やOJTが充実していることから比較的スムーズだと考えられる。しかし、「一人前」から「中堅」への移行は、女性のライフサイクルの中で結婚や出産を考える時期にあたるために多少の足踏みがある。また「一人前」としてすでにある程度確立している看護師としての考え方をさらに豊かなものにするには、一層の刺激や努力が必要になるといったことが考えられ、それほどスムーズにはいかない[12)]。周囲も、あの人はもう「一人前」だから放っておいても大丈夫という目でみるようになるので、「中堅」に上がるためのサポートが「新人」の時ほどには期待できなくなる時期でもある。「中堅」から「達人」への移行となると、さらに高いハードルが予想される（図３参照）[13)]。

この図では、断層を登りきるためには、その時期に合ったサポートが必要であることが示されている。だが、そもそも前提となっている４段階が妥当かどうかについては触れられていない。

それぞれの看護部が病院機能やニーズと個人のキャリアニーズを統合させた形で独自のラダーを開発していることは十分に評価しつつ、ほとんどの組織で梯子が４段であることをどう捉えればよいのだろうか。なぜ、４段がよいのだろうか。もっと言うと、なぜベナーの考え方が一番いいと思ったのかという記載が一部を除いて見あたらない。4段階が先にあって、それに看護師の能力を当てはめるという方法にも一理あるが、日本の看護師の臨床能力がおしなべて4段階で説明できることや、その4段階で十分に看護師のキャリア発達を支援する指標に成り得るのかを考えたときに、これでいいのだろうかという不安と疑問がよぎる。

英国のグレード制度

英国では、日本の厚生労働省にあたるNHS（National Health Service）主導で、経験や専門能力、あるいは資格の有無によって看護職がグレードAからIまでの9段階に分けられている。たとえば、看護師はグレードDからスタートし、スペシャリストの資格をとるか、もしくは特定領域での特別な経験年数を経ることでグレードがEやFになっていく。この制度は賃金と直結しており、グレードが高くなると当然賃金も上がる。看護師の募集広告をみると、「グレードEの看護師が2名必要」などと具体的な記載になっており、このような制度を持たない我々には目新しく写る。

グレードがHやGといったかなりハイグレードの看護師は、Walk-in Centre（ウォークイン・センター）と呼ばれる看護師が運営するクリニックで簡単な治療や処置を行なったり（グレードG以上）、管理運営や診察を担ったりすることもできる（グレードH以上）[14]。その他にはトリアージや、限定的ではあるが薬の処方なども行なうことができる。英国のこの制度は国主導であるため、どの地域のどの医療施設で働いても自分のグレードは変わらないという汎用性をもつ。

英国では、能力・経験・資格をきちんと評価してキャリア発達を促すと

［表9］ クリニカル・ラダーの目標

1. 専門職としての成長を促進させる
2. 臨床状況を改善するために効果的な報酬システムを提供する
3. 最高の質をもった看護実践を促進させる
4. 充足されていないニーズを満たす

共に、どのグレードであるかを賃金に反映させるということが目的となっている。そのため、次のグレードに進みたいというインセンティブが喚起されやすい。ベナーのモデルに基づいたキャリア・ラダーに関するレビュー文献[15)]においても、ラダーを成功させるためには、表9にあるような4つの側面から恩恵が得られることを示す必要性があると述べられている。中でも、効果的な報酬システムと連動することが示唆されているが、日本の病院、特に公的な病院では、能力を人事考課や賃金に直接結びつかせるにはまだまだ準備が整っていない。

先述したようにそれぞれの看護部によってクリニカル・ラダーの目的はさまざまである。大切なことは、その導入目的が果たせたのかどうか、本当に看護師のキャリア発達支援の仕組みとして機能しているかどうかであり、そのような評価結果の報告が今後望まれるところである。

評価方法の吟味

これまでみてきたように、看護師の能力は確かに差別化できる。クリニカル・ラダーはその表現の仕方の一つであり、キャリア発達支援方法として導入が進んでいる。そのプロセスの中で、クリニカル・ラダーを看護部の長期的な教育計画とどのように連動させるのかが、もっと議論されてよいと思う。たとえば、「私の病院は、これから10年の間に急性期に特化していくから、この5年のうちに急性期看護のレベルⅡを全体の20%、レベルⅢを全体の40%、レベルⅣを40%にしたい」といった教育ビジョンのある長期計画を立て、それを実現するためにどのような研修や教育が必要かを考えるといったことである。

また、これから改めて看護師のキャリア発達支援を組織的に考えていくところでは、クリニカル・ラダーも視野に入れつつ、何のために臨床能力を評価したいのか、どのように評価するのかを十分に吟味した上で方法を考えてもらいたい。

註

1）クリニカルラダーとキャリアラダーはまったく異なるものだとする見解もあるが[16]、ここではその差を議論することを目的としないので、看護師のキャリア発達を組織内で支援するためのツールとして一くくりにして扱うこととする。

引用文献

1）渡辺かづみ：患者の様子が「何か変」という看護師の感覚から始まる臨床判断のプロセス，平成 13 年度兵庫県立看護大学大学院博士論文，2002.

2）勝原裕美子：看護婦（士）のプロフェッションフッドを構成する要素の探求，神戸大学経営学研究科 Working Paper, 9723S, P.17,1997.

3）高瀬チエ・菅原美和子・石井幹子：「看護実践能力開発システム」のしくみと評価体系——一人ひとりのキャリア開発に生かすために，看護展望，29(11)，P.23-29, 2004.

4）山﨑美惠子：「ジェネラリストの標準クリニカル・ラダー」について，平成 17 年「看護白書」P.202, 2005.

5）井本寛子・大和田恭子：「キャリア開発ラダー」のしくみと評価体制—自己教育力の活性化を目指した「地図」づくり，看護展望，29(11)，P.30-36, 2004.

6）福井トシ子:クリニカルラダー構築による現任教育の強化—看護のちからをはぐくむために，看護展望，29(11)，P.44-54, 2004.

7）相田由紀・林田節子:クリニカルラダー導入から定着までの実践—管理ラダーを視野に入れて，看護展望，30(2)，P.31-35, 2005.

8）水野陽子・林芳子・近藤昭子：聖マリアンナ医科大学病院でのクリニカルラダー，看護展望 26(7)，P.38-44, 2001.

9）谷浦葉子・越村利恵・福岡富子：個人を尊重したキャリア開発プログラムの構築—看護部キャリア開発センターの設置，看護展望，30(2)，P.39-45, 2005.

10）前掲論文8）

11）Benner, P.：From Novice to Expert；Excellence and Power in Clinical Nursing Practice, Addison-Wesley Publishing Company, 1984. 井部俊子・井村真澄・上泉和子訳：ベナー看護論—達人ナースの卓越性とパワー，医学書院，1992.

12）桧垣美香子・田村香代美・増野園惠・勝原裕美子：目標面接とキャリアカウンセリングの融合，看護管理 14(8)，P.637-641, 2004.

13）前掲論文 12）P.638.

14）増野園惠・勝原裕美子:看護師の業務と役割の模索—厚生科研「諸外国における看護師の新たな業務と役割」から2—英国の場合，看護管理 13(2)，P.137, 2003.

15）Shapiro M.M.：A Career Ladder Based on Benner's Model: an analysis of expected outcomes. J Nurs Adm. 28(3)，14, 1998.

16）井部俊子・吉川久美子・佐藤エキ子：聖路加国際病院のキャリア開発ラダー，看護展望 26(7)，P.17, 2001.

§12

エキスパート

[ベテランを自負するがエキスパートではないある看護師の話]

看護師になって16年。病棟は全部で4か所経験したけど、ずっと同じ病院に勤めている。その間に、びっくりするようなことは数え切れないくらいあった。病院全体のことでいうと、看護師の仕事だったリネン交換が突然助手さんの仕事になったり、電子カルテを入れるからといって慌てて看護診断を勉強し始めることがあったり、院長がクリパスを作ると言い出して急に事務長がチームワーク重視なんて言い出すといったことなんだけど、長く看護師やっていると、何かあってももうそれほど驚くことはなくなった。

職場の中では、いろんな看護師が入っては出て行く。3月、4月が来ると決まって見られる光景。2年で辞めるなんてもったいないなあとか、あの人はこの病棟では限界だよねとか、やっぱりあの先生と結婚するのね、とかって言ういろんな噂を背に去っていく人たち。その一方で、学生気分が抜けないのはいい加減にしてほしいとか、今年はなかなか礼儀正しいじゃないとか、どうせまた採血もできないんでしょ、とかって言う好奇や期待の眼差しを、痛く、まぶしく受けて入ってくる人たち。病棟内のリズムや流れがこの時期だけ少し変わる気がする。

だけど、私にはどんなリズムも流れもすべて日常のこととして受け止められる。病棟がざわついていようが静かであろうが、どんなメンバーと勤務が一緒であろうが、私の仕事にはさほど影響しない。やることをやるだけ。みんなが私のやることを信頼してくれているのも肌ではっきりとわかる。自分で自分のことを「ベテラン」と呼ぶのは変な感じするけど、きっとその言葉が一番ぴったりくると思う。中には、

「エキスパート」って呼ぶ人もいるようだけど、それはちょっと違うな。なんて言うか、「エキスパート」には、もっと看護師としてすごいっていうか、全身から看護がにじみ出ているっていうか、そんなすごさが潜んでいるように思うから。たまにそんな人がいるけど、私はそんなふうにはなれなかった。どうしたらあんなふうになれるんだろうかって思い、焦った時期もあったけど、やっぱりなれなかった。

エキスパートになれる人は、何か特別の能力を持っているような気がしてしょうがない。そういう人のそばにいるとオーラがあるっていうか、その人の臨床判断や感性がびしびしと伝わるんだけど、それが何なのかわからなかったし、どうやって身につければいいのかもわからなかった。ただ、そういうすごい人はたしかにいる。すごく少ないけど。

「Ns' あおい」の臨床判断

2006年1月から放映されていたテレビ番組「Ns' あおい」。その第一話にこんな場面があった。

石原さとみ扮する主人公の美空あおいは、胃潰瘍と診断されて入院することになった梅沢サエさんを担当している。そのうち、梅沢さんは胃痛の他にも肩こりや歯痛を訴え始めるのだが、その痛みが左側だけに起きていることを知ったあおいは、何か胸騒ぎを覚える。「気になることがあるんです」とあおいは医師に再検査を申し出るが、歯痛は専門じゃないとまったく相手にされないどころか、看護師の分際ででしゃばるなとにらみつけられる。今度は、夜勤中の主任看護師に対して「何かひっかかるんです」「前に似たようなケースがあったような気がするんです」と食い下がる。まさにその直後、梅沢さんは心筋梗塞で倒れてしまう。結果的には、あおいの迅速な判断で一命を取り留めるという場面であった。

看護師が登場するこれまでの映像は、どたばた劇であったり、患者の気持ちに添う優しさだけが前面に出ていたりするものが多かったが、「Ns'

あおい」は看護師の臨床能力をわかりやすく伝えようとしている点で好感がもてた。あおいが行なったような臨床判断は実際よく見聞きすることであり、より現実に近い看護師の姿が描かれていると感じられたからだ。

この類の話は、たとえば前のセクションでも紹介した渡辺[1]の研究の中にも出てくる。渡辺の研究は、患者の様子が「何か変」という看護師の感覚がどのように始まり、どのように帰結するのか、そのプロセスを明らかにしている。その中でも非常に印象的なのは、食道がんの手術前の患者が落としたコップを拾おうとして、いつもと違う患者の口臭を「何か変」と感じた看護師の例だ。その看護師は、口臭から大出血が起きることを予測し、夜中の2時であるにもかかわらず医師を呼び出した。医師が駆けつけるまでに患者は吐血してしまうのだが、何とか助かったのは彼女の判断のおかげに他ならない。

何かひっかかるような胸騒ぎや、何か変だと感じる不確かな手ごたえといった感覚は、状況の深刻さは様々であるにしても、数年の経験を積んだ看護師ならば何かしらもっていそうだ。経験が積み重なると、ある現象から全体を予測できるようになるというベナー[2]の見解もある。問題は、このような胸騒ぎや変だという感覚が、いつも繰り返し正確に起きるとは限らないということだ。

渡辺[3]は、それを2つの側面から考察している。一つは、看護師によって“通常”と捉える範囲が違っていたり、患者のある側面に関する規準が異なっていたりするため、同じ現象を見ていても、変だと感じる人と感じない人が出てくるというものだ。もう一つは、同じ看護師であってもその時々の状況によって変だと気づかないことがあるというものだ。たとえば、忙しすぎるとか他のことに気を取られているといったような状況下にあるときである。**エキスパート**には、優れた臨床判断を時折みせるのではなく、この2つの側面をクリアーし、かなり日常的にそのすごさを発揮できることが求められるように思う。

エキスパートの知

ゴルフのトーナメントで、優勝に導く約12mのパットを沈めたからといって、そのゴルファーがいつも同じように沈められるわけではない[4)]。それを考えれば、たとえその道のエキスパートであっても再現可能性を確保するのは難しいと考えられる。ところが、グラッドウェルは、おもしろい例を紹介している[5)]。テニスコーチとしてエキスパートであると名高いヴィク・ブレーデンは、テニスプレーヤーがサーブを打つ前に、そのサーブの行方がダブルフォウルト（サーブを２回続けて失敗し、相手方の得点になること）になるかどうかを 17 分の 16 の確率で当てるというのだ。なぜ予見できたのかをブレーデンは言語化できないし、後からサーブのシーンをビデオで見ながら解説を求めても核心部分を語ることができなかったという。再現性は十分にあるのだが、そのことの説明がつかないのである。

よく耳にする言葉だが、このような知は一般的に「**暗黙知**」と呼ばれる。「我々は語ることができるより多くのことを知ることができる」（p.15）[6)]ことを暗黙知と呼んだ**マイケル・ポラニー**は、具体例として、多数の人の顔を区別することができても、一人一人の顔の違いをどのように認知するに至ったかは説明できないし、顔は判別できてもそれぞれの顔の諸部分にまで言及するのが困難なことを挙げている。これは、「我々は顔の諸部分を、我々が注目する全体としての顔との関連において感知している」（p.25）からだと説明されるのだが、彼は、これを暗黙知の現象的側面と考える。詳細は省くが、他にも、機能的側面、意味論的側面、存在論的側面にも言及し暗黙知の全体像が示されている。

たとえ語ることができなくても、実は“知っている”という意識なくその細部について知っていることがある。それらの細部があるまとまりとなったときに、初めて“知っている”ことが意識される。意識されていない細部をどのくらいたくさん知っているのか、また、それらの組み合わせ方をどの程度知っているのか、そして、組み合わさったものを“知っている”ことに結びつける方法をどの程度知っているのかといったようなさまざまな条件が、在るものと知ることを結び付ける。そのとき、新たな知が創発される。エキスパートとは、そういう知を創発する力のある人をいうのだと思う。

エキスパートになる人

それでは、どういう人がエキスパートになるのだろうか。フロリダ州立大学心理学部のRichard Wagner氏は、講演の中でCenter for Creative Leadership Studyでの研究成果に触れ、暗黙知はIQ（知能指数）とも性格とも無関係であることを説明した[7]。生物学的な能力や性格だけで暗黙知が説明できないことに多くの凡人は安堵するだろうが、最低10年間のトレーニングが必要であることは様々な領域のエキスパートに対する調査で明らかになっている[8]。しかも、かなり没頭して自らを研鑽するような練習を積む必要がある[9],[10]。天才は一日にしてならず、である。その他にも、記憶装置や認知能力などがエキスパート性を示す要素として論じられている[11]。

エキスパート現象と呼べるものが何であるのかを実証的に探ろうと思えば、その現象がある特定の状況下では確実に起きるということ、コントロールされた条件下（実験室の中で）で再現が可能であること、そして、客観的で絶対的な測定方法が求められる[12]。これら3つの判断基準をもとに数多くの研究がなされているが、研究の成果として先ほどの最低10年のトレーニングというのは共通しているようだ。これは、折に触れ引用されている**“10年ルール”**と呼ばれるものである。国際的に活躍するチェスの競技者、音楽家、スポーツ選手などを追うと、いかに元々素質がある人であろうとも、その域に達するには最低10年間の集中的な取り組みが必要だというものである。国際レベルでなくとも、自動車営業でよい成績を収めるには10年間の下積みが必要であることもわかっている[13]。PubMedで検索する限りにおいては、看護師と10年ルールの関係はまだ明らかにされていないようだが、臨床経験年数が3年や5年でエキスパートと呼ばれる人を耳にしたことがないという現実を考えると、看護師にも当てはまる数値かもしれない。

これまでのエキスパートに関する実証研究は、主にスポーツ選手や芸術家を対象にしてきており、いわゆる専門職のエキスパート性を実証することには積極的ではなかった。Ericssonは、医師の病理学的診断、臨床診断、手術の3つの角度からエキスパート性について論じているが、これまで実証されてきた音楽家やスポーツ選手などとは基本的に異なる点が多いので一概に比較できないとしている[14)]。その違いとは、医師の場合、20歳を過ぎてからその職に就くことや、診断の正確さはミニマム・スタンダード（最低限必要とされること）であるため、再現可能性が低いと医師の資質として問題になるといった点である。概して、医師の判断や行為のアウトカムは看護師のそれらよりも明確だと言われているが、その医師のエキスパート性ですらそれほど明らかにされていない。看護師のエキスパート性を明らかにする実証的な取り組みは、今後の研究者の手に委ねられている。

問われるのは経験の質

専門的能力がエキスパートのレベルに近づいていくためには、ある程度まとまった期間と弛まぬ努力が必要であることは先に述べたとおりだが、もうひとつ大事な要素がある。それは、経験である。IT関連の仕事で優れた能力を発揮する人たちは、年々少しずつ難しい仕事を任されていく中でエキスパート性を伸ばしている[15)]。「苦労は買ってでもしろ」などという言葉は今ではほとんど聞かれなくなったが、苦労や困難に立ち向かうことは人の成長に欠かせぬものとして奨励されている。しかし、経験は積めさえすればよいというわけではなく、どのような経験なのかというその質が大事になってくる。

京都大学で行われたシンポジウムで、組織における知識創造研究の大家である**野中郁次郎**氏は、知識変換のプロセスについて説明された。その折に、プロセスにおいては「共有される経験そのものの質がよくないと意味はない」[16)]と付言されたのには非常に納得がいった。また、「修羅場体験を意図的に作ることが大事」だとも言われたことは、“質のよい苦労なら買ってでもしろ”と同義である。先天的に才能に恵まれていたというだけでなく、質の高い経験を積みながら時間をかけて日々努力することでエキスパートに近づくという仮説が成り立つとすれば、個人の努力だけではなく、質の高い経験をどう保証するかがキャリア発達を支援する側に問われることになる。負担すぎない程度にチャレンジだと感じられる仕事を段階的に担ってもらうこと、経験をフィードバックする機会を持つこと、任されたという感覚とできたという感覚を持てるような仕事の配分をすることなどが考えられる。それらを組織としてどのように保証し、実際的な支援として体系化していくかが課題となろう。

エキスパートになりえる人が、個人的にいくらがんばっても経験の仕方がよくなければその力を発揮できない。逆に周囲のサポートや教育的配慮に恵まれた環境にいても、本人が時間をかけて努力する姿勢を持たなければもったいないのである。エキスパートへの道のりは、近くて遠いのか、はたまた遠くて近いのかよくわからないが、少なくとも天性のものだとあきらめるのも、運に任せて何もしないというのも得策でないようである。

引用文献

1）渡辺かづみ：患者の様子が「何か変」という看護師の感覚から始まる臨床判断のプロセス，平成 13 年度兵庫県立看護大学大学院博士論文

2）Benner, P. : From Novice to Expert：Excellence and Power in Clinical Nursing Practice, Addison-Wesley Publishing Company, 1984. 井部俊子・井村真澄・上泉和子訳：ベナー看護論—達人ナースの卓越性とパワー，医学書院，1992.

3）前掲論文1）P.70–71.

4）Ericsson K. A.：Deliberate Practice and the Acquisition and Maintenance of Expert Performance in Medicine and Related Domain, Academic Medicine,79(10)70-81, 2004.

5）Gladwell, M. : Blink ; The Power of Thinking Without Thinking, Little, Brown and Company, N.Y., 2005. 沢田博・阿部尚美訳：第1感—「最初の2秒」の「なんとなく」が正しい , P.54-56, 光文社 , 2006.

6）Polanyi, M. : The Tacit Dimension, Routledge & Kegan Paul Ltd., London, 1966. 佐藤敬三訳：暗黙知の次元—言語から非言語へ , 紀伊国屋書店 , 1980.

7）Wagner, R.：Tacit Knowledge;Theory and methods from psychological research, 第4回京都大学大学院教育学研究科国際シンポジウム「暗黙知と熟達化」での講演内容より（2005 年 12 月 18 日）

8）Ericsson K. A.：The Acquisition of Expert Performance：An Introduction to Some of the Issues, In Ericsson K. A.（Ed.）, The Road to Excellence , The Acquisition of Expert Performance in the Arts and Sciences, Sports, and Game, Lawrence Erlbaum Associa tes, P.1-50,1996.

9）Ericsson K. A., Krampe, R.T., and Tesch-Romer, C. : The Role of Deliberate Practice in the Acquisition of Expert Performance, Psychological Review, 100(3), P.363–406, 1993.

10）Ericsson K. A., and Lehmann, A. C. : Expert and Exceptional Performance: Evidence of Maximal Adaptation to Task Constraints, Annu. Rev. Psychol., 47, P.273–305, 1996.

11）前掲論文 10）

12）前掲論文8）

13）松尾睦：営業担当者の手続的知識と業績—自動車営業における実証分析，岡山商科大学経営研究所報，19, 1998.

14）前掲論文4）

15）（財）日本情報処理開発協会・学校法人産業能率大学，我が国ITサービス市場に関するスキル動向等調査研究報告書，2003.

16）野中郁次郎：組織的知識創造——暗黙知と形式知の綜合 , 第4回京都大学大学院教育学研究科国際シンポジウム「暗黙知と熟達化」での講演質疑応答より（2005 年 12 月 18 日）

§13

プロフェッションフッド

[看護師らしくなったと感じているある看護師の話]

本当を言うと、私って別に「看護師になりたーい」っていうすごい強い思いがあって看護大学を受験したわけじゃないんだよね。ただ、何となく大学行くんじゃなくって、ちゃんと卒業後の目標を持って大学生活を送りたいって思ったから看護学部を選んだわけ。就職活動のときも、同じ部活の先輩が何人かいたし実家に近いからここでいいやと思って、あまり深く考えないで決めたから、一つしか病院受けなかった。

今から思えば、よくあの過酷な１年目の状況を乗り切って頑張ったよなあって思う。２年目になってちょっと落ちついたけど、３年目にはわけがわかんないままにプリセプターなんてやっちゃって、えらくあたふたした。４年目からはリーダーもしてる。それで、今は５年目に突入しちゃってる。

昔ほどスタッフが辞めなくなったって師長は言うけど、全部で20人いた同期はもう半分くらいしかいない。辞めた人の中には、別の仕事をしてたり、専業主婦をしてたりする人もいる。私もいつまでこの病院にいるかはわからないけど、だんだん看護師の仕事が好きになってきてるから、よっぽどのことがない限り看護師を辞めることはないような気がしてる。これって、自分でも予想外の感覚。

看護が好きなのか、看護師の仕事が好きなのかってところは微妙に難しいんだけど、とにかく今は看護の仕事をしている自分がいい感じ。いやなこととか面倒なこととかいっぱいあるけど、まあそれはそれと割り切れるようになった。自分でいうのも何だけど、看護師らしくなったって思うんだ。

郵便はがき

料金受取人払郵便

小石川局承認

7624

差出有効期間
2025年4月
20日まで

（このはがきは、
切手をはらずに
ご投函ください）

112-8790

065

（受取人）
東京都文京区
小石川二丁目三－二三

照林社
書籍編集部 行

□□□-□□□□ TEL － －

都道府県 市区郡

（フリガナ）

お名前

年齢 歳

あなたは 1.学生 2.看護師・准看護師 3.看護教員 4.その他

学生の方 1.大学 2.短大 3.専門学校 4.高等学校 5.その他（ ）
1.レギュラーコース 2.進学コース 3.准看護師学校

臨床の方 病棟名（ ）病棟 役職 1.師長 2.主任 3.その他（ ）
1.大学病院 2.国公立病院 3.公的病院（日赤、済生会など） 4.民間病院（医療法人など） 5.その他（ ）

看護教員の方 担当科目 1.総論 2.成人 3.小児 4.母性 5.その他（ ）

その他の所属の方 1.保健所 2.健康管理室 3.老人施設 4.その他（ ）

今後、出版物（雑誌・書籍等）のご案内、企画に関するアンケート、セミナー等のご案内を希望される方はE-mail アドレスをご記入ください。

E-mail

ご記入いただいた情報は厳重に管理し、第三者に提供することはございません。

プラスワンBOOKS

『看護師のキャリア論』

愛読者アンケート

(800104)

★ご愛読ありがとうございました。今後の出版物の参考にさせていただきますので、アンケートにご協力ください。

●本書を何でお知りになりましたか？（いくつでも）
1.書店で実物を見て　2.病院・学校から紹介されて
3.友人・知人に紹介されて　4.書店店員に紹介されて　5.チラシを見て
6.エキスパートナース・プチナースの広告を見て　7.SNSで
8.インターネットで調べて　9.その他（　　　　　　）

●本書はどのようにして購入されましたか？
1.書店で　2.インターネット書店で　3.関連の講演会等で
4.学会等の展示販売で　5.その他（　　　　　　）

●本書を購入いただいた動機は下記のどれですか？（いくつでも）
1.タイトルを見て　2.表紙に惹かれて　3.目次を見て　4.執筆者を見て
5.内容を試し読みして　6.その他（　　　　　　）

●本書をごらんになったご意見・ご感想をなんでもお聞かせください。

●あなたが欲しいと思う本の内容・テーマを教えてください。

ご回答ありがとうございました。ご記入いただいた内容は個人が特定されない範囲で書籍の広告宣伝等に使用させていただくことがございます。

プロフェッションフッドの意味

プロフェッションフッド（professionhood）とは聞き慣れない言葉だ。hoodとは、性質や状態あるいは集団を表す名詞を作る接尾語なので、profession＝専門職の後ろにhoodが付くことで、専門職としての性質や状態をさすことになる。しかし、それだと**プロフェッショナリズム＝専門職性**とどう違うのかという問いが必ず出てくる。それをプロフェッションフッドの提唱者である**Styles**[1]は次のように説明する。

プロフェッショナリズムとは、ある専門職がどのような性質から成り立っているのかを表わす。その一方で、プロフェッションフッドは、専門職メンバーの一人一人の特質に着目しており、看護という鏡に最も大切な姿として映し出される私たち自身のイメージなのだと。つまり、プロフェッショナリズムは社会がその職業をどのような視点で専門職とみなすのかに焦点が当てられており、プロフェッションフッドはその専門職のメンバー一人一人が自分たちの職業をどのように引き受けているのかが注視される。

Stylesは、惜しくも2005年にガンで亡くなったが、その訃報がNew York Timesにも掲載されるほど、1970年代から1980年代にかけて看護の質の向上に貢献した人物である。30年以上も前のアメリカ看護界は、看護を量的にも質的にも充実させ、社会的地位を向上させるために懸命であった。その旗揚げをした一人として、Stylesがプロフェッションフッドという言葉にこだわり、看護師に専門職としての自覚を強調したことは理解できる。「看護専門職のメンバー一人一人のプロフェッションフッドを通してしか看護の専門職性の確立には行き着かない」[2]という主張からは、看護の仕事が専門職として社会に認められたかったら、専門職として何を大事にしているのかを各人が自覚すべきなのだという彼女の深い思いが聞こえてくる。その後、StylesはICN（国際看護師協会）会長にも選ばれた。そして、彼女の意志と行動、すなわちStyles自身のプロフェッションフッドはアメリカのみならず、世界中の看護師に影響を与えることになった。

[表 10]　Professionhood を構成する５要素

・社会的意義
・最高で最上の仕事へのコミットメント
・同僚性・集合性
・自己実現・自己成長
・倫理・道徳規範の遵守

プロフェッションフッドの５要素

プロフェッションフッドを表す基本的な態度をStylesは３つ挙げているが、それらに「**自己実現・自己成長**」「**倫理・道徳規範の遵守**」の２つを加え、プロフェッションフッドの５要素が日本の看護師には備わっているとされる（表10）[3)]。

「**社会的意義**」とは、看護の仕事が個人や社会に役に立つことや、看護の普遍的な価値や可能性を認識したりすることをいう。患者・家族あるいは地域の人たちから感謝の言葉をもらったり、患者の回復に看護の力が活かされたと実感したりすることがこれにあたる。

「**最高で最上の仕事へのコミットメント**」とは、各人が持っている知識や技術をその人なりに質的にも量的にも最善を尽くして提供することをいう。経験年数の違いや領域の違いなどにより“最善”がどこまでなのかは異なるだろうが、あくまでもその人なりに一生懸命看護することをいう。

「**同僚性・集合性**」の同僚性は、看護師として尊重し合い仲間意識をもって互いに高め合ったり批判し合ったりすることをいう。集合性は、一人ではできないことであっても一丸となって成し遂げようとすることをいう。

「**自己実現・自己成長**」とは、看護の仕事を通して自分が成長していると感じることをいう。自分が患者をケアしているつもりが、反対に自分の方がケアされていたといった感覚をもつことがある。この仕事で本当によかったなあと感じるようなことがこれにあたる。

「**倫理・道徳規範の遵守**」とは、看護が普通なら目にしないような患者の生き死にや生活に入り込む仕事だからこそ、人を人として尊重し、敬虔な態度を保とうとする姿勢をいう。

表現されるプロフェッションフッド

何年か前の自分と今の自分とを比べると、たしかに知識や技術は格段に上がっていることに気づくだろう。上司や同僚、さらには他の医療チームの人たちとのコミュニケーションもスムーズにとれるようになったとわかるだろう。それだけでなく、実は表面には出てこないプロフェッションフッドもいつの間にか味わい深いものになっている。ただ、プロフェッションフッドは何かの形や現象として見えるとは限らないため、どのように醸成されてきたのかに自分ではなかなか気づかない。それがインタビューによって次のように引き出されていく。

「もうダメだって思っても、今までは、最後にたどりつき戻ってくる気持ちが“看護を誇りに思える”ことだったので、これからもそうだったらいいなと思います。人の役に立ちながら、結局それが自分の成長につながるっていうか、反映して返ってくるってところやゴールがなくて、何年経っても目標とかビジョンとかを追い続けられるところが誇りに思えることかなって思います」

これは、５年目の看護師に「看護の仕事を誇りに思えるか」と聞いたときの言葉である。普段、自分の仕事が好きかどうかを考えることはあっても、誇りに思うかどうかを聞かれることなど滅多にない。このインタビューを受けたとき、彼女は、５年の間に何度もくじけそうになったのに、こうして今でも看護に向き合っている自分がいるのはなぜなのだろうと問い直し、あらためて自分の立つ位置を確認している。人の役に立つ仕事だという実感（社会的意義）、その仕事を通して自分が成長するという喜び（自己実現・自己成長）、そして新たな成長に向かう楽しみ（自己実現・自己成長）があるから彼女が看護を引き受けているのだなあということが如実に現われている。

今度は、６年目の看護師のプロフェッションフッドの一部を紹介しよう。次の言葉は、看護に対する気持ちと、この先の仕事をどうするのかを聞いたときの語りである。

「看護はずっと突き詰めたり考えたりしていたいものだし、そういうのに値する。だけど、自分が臨床っていうのに向いてるという自信がもてない。周囲の看護師との違いをすごい感じて。だから自分がこの先どうして看護をやっていったらいいかなっていうのを悩んでいるところです。若いときは、自分が一人前じゃないから大変に感じるんだって思ってたんですけど、5年目になっても、6年目になっても自分の緊張感とか、怖さとか大変さとかが変わらない部分があるなって思って。これは向いてないからなのかなって。周りの人は、全然そんなことはないって言ってくれるんですけど。でも、もうちょっと自然な精神状態で続けていけるんだったらいいんだけど、いっつもすごいパワーを使って、なんとかこの状態を維持しているような気がするんです」

看護が好きで意味ある仕事だと思えても、この人のように臨床の看護師としてしっくりこない感覚をもつこともありえる。看護を突き詰めていきたい（最高で最上の仕事へのコミットメント）という気持ちはあっても、病院勤務の看護師としては突き詰められないのではないかと考えている。同僚に認められているのに（同僚性・集合性）、無理してパワーを使っているという感覚があるからだ。日々の看護の中では役に立っている（社会的意義）と感じることもあろうが、6年経っても緊張感や怖さがぬぐえず、臨床看護師に向いていないという自覚は役立ち感を十分に認めさせてはくれない。だからといって看護から離れたいと考えているのではなく、むしろこの先どうやって看護を続けようかと悩んでおり（自己実現・自己成長）、彼女の中には確実に看護がある。

看護の仕事はこんなものだと割り切って仕事を続ける人もいれば、彼女のように無理している自分に気づくこともある。それもキャリア上の大事な一瞬だ。ちなみにこの人は、その後数か月して臨床を離れるという選択をした。今でも、自分の仮定する「看護師らしさ」を模索中のようだが、彼女が選んだ新たな仕事も看護に深く関わる仕事だと聞いている。

揺さぶられながら確立するプロフェッションフッド

プロフェッションフッドのありようは、しばらくの間変わらないでいることもあるだろうが、明らかに変化することもある。たとえば、新人看護師の場合、リアリティ・ショックを受けて無能感に苛まれたり、先輩との関係性をうまく築けなかったりすることがある。そんなとき、プロフェッションフッドの５つの要素すべてが低下したり、感じられなくなったりしてしまう[4]。あるいは、医療ミスを起こすと、人の役に立つはずの看護の仕事を通して人を傷つけてしまったという思いが、「社会的意義」を硬直させてしまうことが明らかになっている[5]。

もう少し日常的な出来事、たとえばひどく疲れていたり（「最高で最上の仕事へのコミットメント」ができない）、看護師として謂れ無き中傷を受けたり（「社会的意義」が感じられなくなる）、全力を尽くさないような仲間がいたり（そんな仲間とは「同僚性・集合性」を築きたいとは思わない）しても、それぞれプロフェッションフッドは揺れ動く。

また、医療ミスを起こして「社会的意義」を硬直させても、周囲の適切なサポートによって救われた感覚を持ち、苦い経験を後輩指導に活かそうとしたり（「同僚性・集合性」を育む）、次には同じミスを起こさないようにしようと気持ちを引き締めたりしている（「最高最上の仕事へのコミットメント」を心がける）ことからも[6]、プロフェッションフッドはいろいろな姿を見せながら看護師のキャリアを支えていることがうかがえる。

看護の社会に身を置いたり看護実践を行なったりすることを通して、悩み、もがき、考えることは多々ある。喜び、感激し、満たされる気持ちになることもたくさんある。それらはすべてプロフェッションフッドそのものである。それは普遍的ではないし、必ずしも右肩上がりに伸びていくものでもないが、いつも自分といっしょに在る。

あなたのプロフェッションフッド

プロフェッションフッドは、個々の看護師が看護をどのように引き受けているのかに焦点が当たっていることを先に述べた。つまり、看護師の誰にでもその人なりのプロフェッションフッドがあるということだ。そんなこと言われても…と思われるかもしれない。しかし、これまで何度もプロフェッションフッドを聞き出すためのインタビューを試みてきた経験上、間違いなく言えることがある。それは、皆本当は、プロフェッションフッドを語りたいと思っているということだ。正確に言うならば、最初は語りたいと思っていないかもしれないが、いったん語り出すと止まらなくなるということだ。

このインタビューは、キャリアの研修時にもよく演習として実施している。演習方法はきわめてシンプルなもので、二人一組になってもらい、互いにインタビューし合うというものだ。看護師になった動機から始まり、経験を積むことの意味や、これまで最も印象深かった体験などを順に聞いていく（表 11)。この面接ガイドラインのオリジナル[7)]は、この３倍くらいあるが、表 11 は筆者が研修用に簡易版として提供しているものだ。インタビューが始まる前には、何をいまさら看護師になった動機なんて…というかなりのはにかみと、多少醒めた視線を受けるのだが、いったんスタートすれば話すわ、話すわ。話し続ける。

自分のプロフェッションフッドを確認することは、看護師である自分に向き合うことを意味する。自分が語り出す言葉が、自分がなぜ今看護師をしているのか、そして明日への第一歩をどう考えるのかを教えてくれる。

考えてみれば、学生時代や新人時代はともかく、自分が看護師になった動機など、もう誰も聞いてくれる人などいない。年数が経つと、自分が看護をやっていることの意味だとか、何を自分は大事にしながら看護に向き合っているのだろうかとか、今まで一番うれしかった（そして、つらかった）看護体験ってどんなことだったのだろうかという振り返りと内省の機会が少なくなる。だから、話し始めると止まらなくなる。もっと聞いて欲しくなる。それだけ看護の仕事には語ることがたくさんあるということなのかもしれない。

これを読まれた機に、一度そういったことを考えてみてほしい。できれば頭で考えるだけでなく、誰かに語れれば最高だ。きっと、何か熱いものが湧いてくる。

［表 11］「私のプロフェッションフッド」面接ガイドライン（簡易版）

1. 簡単に自己紹介をしてください。
2. 看護師になった動機をお聞かせください。
3. 今、あなたは自分を一人前の看護師と思われますか。それはなぜですか。
4. 経験を積むことは、あなたにとってどのような意味がありますか。
5. ご自身の看護能力をどのようにとらえていらっしゃいますか。
6. 得意な分野や技術はなんですか。
7. 苦手だけれどもしなくてはならないことがあるとき、それに対して、普段はどのように対処されていますか。
8. あなたがよい看護をするために、どのようなサポートが必要ですか。
9. あなたが実践してきた中で、一番素晴らしかったと思える看護はどのようなものでしたか。それが今の自分にどのように影響していますか。
10. あなたが看護職として大切にしていることは何ですか。なぜそれを大切にしているのですか。
11. これまでの看護職としての体験の中で、最もつらかったこと、あるいは悲しかったことをお聞かせいただけますか。差し障りがない程度で結構です。
12. あなたにとって看護とは何ですか。
13. 今後も看護職を続けられますか。

引用文献

1）Styles, M. M. : On Nursing: Toward a New Endowment, The C.V.Mosby Company, P. 8, 1982.

2）前掲論文1）, P. 8.

3）勝原裕美子：日本の看護婦・士の Professionhood を構成する要素，日本看護科学会誌，19(1)，P.42–49, 1999.

4）勝原裕美子・ウィリアムソン彰子・尾形真実哉：専門職のキャリア発達に影響を与えるリアリティショックの実態，看護学生から看護師への移行プロセスにおけるプロフェッションフッドの変容に焦点を当てて，経営行動科学学会第7回年次大会報告集，P.40–47, 2004.

5）瀧上菜桜：医療ミスの体験が看護師のキャリアにおよぼす意味，プロフェッションフッドの観点から，平成 17 年度兵庫県立大学大学院看護学研究科修士論文，2006.

6）前掲論文5）

7）勝原裕美子：看護婦（士）のプロフェッションフッドを構成する要素の探求，神戸大学大学院経営学研究科博士前前期課程修士論文，1997.

4

第４章

フェイズⅢ　看護師が直面する壁

看護は決して楽な仕事ではない。身体的にも精神的にもしんどくなることがある。看護に生かされている自分を感じることもあるが、看護を重荷に感じてしまうこともある。そういう繰り返しの中で、去っていく人がいて残る人がいる。人は、超えるのが苦しい壁があるのを感じたときこそ、自分にとって何が一番大事なのか、自分にとって幸せって何なのかを考えられる。看護師にとっての壁が、自分と看護の結びつきをあらためて考える機会となるのではないだろうか。

§14

離　職

[辞めなかったある看護師の話]

明日、勤続25年の表彰がある。これまで表彰される人を何人もみてきたけど、よく何十年も看護師をやってるなって、他人事だった。紆余曲折があって何度もつまずいてきたから、まさか自分が表彰される日がくるなんて思ってもみなかった。

同期の看護師は80人いたけど、明日同じように表彰される人は、私をいれて3人しかいない。他の仕事はしたことないけど、看護の仕事を続けるにはきついことが何回もあった。これまで何度辞めようと思ったかしれない。

・子どもが熱を出しているのにその子を1人置いて出勤したことがあった。帰ってきても熱が下がってなくて、ぐったりしている様子をみたときは、子どもをもつ資格が自分にはないんじゃないかと思い、病院を辞めようと思った。

・夫の単身赴任が決まったときにも辞めようかどうしようか迷った。

・大事には至らなかったけど、点滴のミスをしちゃったことが後でわかって、帰宅した直後に病院から呼び出しの電話があったときには、もうこれまでだと思った。

・院長と看護部長が同時に変わって、これまでのやり方が疎まれるような空気が病院の中に生まれたときも居づらいなと思った。

こんなことがあるたびに、辞めたいなとか、辞めた方がいいんじゃないかなとか、辞めるべきだろうなとかって思ったし、いろんな人に相談にものってもらった。だけど、なんだかこうして続いている。

私と同じような悩みや職場への不満を抱えた人たちが次々と辞めて

いったし、今でも若い人たちがどんどん入れ替わっている。私は、ただラッキーだったのかもしれない。

経済的な事情で辞めたくても辞められないということもあったから、スパっと辞められる人を羨ましいと思ったこともある。だけど、長く続けていると、仕事が自分の中でちゃんといい感じに居座ってきた。そんな中での表彰。明日は同期３人で飲みにいく予定。ささやかだけど、重みのある乾杯が待っている。

看護師としての歩みは、必ずしも順風満帆というわけではない。小さな壁、大きな壁にぶちあたりながらデコボコに、ギザギザに進んでいく。

この章では、看護師がぶつかる壁について取上げようと思う。たとえば、家庭との両立をどうはかるか、インシデントやアクシデントを起こしたときにそのショックを乗り越えられるのか、自分の中で許せないと思うようなことが横行している組織に目をつぶれるか、心身ともに疲れ果ててしまったときどうするかといったような壁である。

まずこのセクションでは、看護師がそれらの壁を前にしたときに頭をよぎる離職について考えてみたい。

看護師の離職率

どんな職業にも言えることだろうが、その職に就いてから今までの間に、一度たりとも「辞めたい」と思ったことのない人は、ほとんどいないだろう。その業界やその組織でかなり名をあげた人であっても、いつも穏やかでストレス知らずという顔をしている人であっても、「もう、こんな仕事なんてやってられない」とか、「道を間違えたんじゃないだろうか」とか、「このままこの仕事を続けることがベストなんだろうか」と惑い、辞めた方がいいんじゃないかと思うことが一度や二度はあるのが普通であろう。

だからといって、実際に辞めているかといえばそうでもない。厚生労働省の労働統計データ検索システムで雇用動向調査を調べてみると[1)]、平成

16年の**離職率**は男性11.2%、女性17.0%で、男女合わせると13.1%となっている。看護師の場合、日本看護協会が発表した「2006年病院における看護職員需給状況調査（速報）」[2]をみると、2005年度の常勤看護職員離職率は13.1%であり、前年度に比べて1.0%の増加となっている。

看護管理の現場からは、新人が定着しない、人が足りない、欠員をどうやって埋めようかという話が日常的に聞こえてくるし、看護師からは本当によく「辞める（辞めたい）」というフレーズを聞く。そのため、さぞかし看護師の離職率は高いのだろうと思ってしまうが、こうやってその他の職業を交えた調査と比較すると、女性が多い職場にもかかわらず離職率はおさえられている感がある。

しかし、国家試験に受かるまでに専門教育を受けなければならず、そのために費やしたコストを考えると、10数パーセントという数字が他の職業に比べて低いからそれでいいとは思えない。

“辞めたい”理由

昔、ある会社の役員の方が、「だいたい、辞める、辞めるとしょっちゅう言っている人はなかなか辞めないものですよ。本当に辞める人は、皆が思いもかけない形ですぱっと辞めてしまいます」と言われていたことがある。意外にこの言葉は病院看護師にも当てはまるなあと思いながら聞いていた記憶があるのだが、どうだろうか。

思うに、辞めるということを公言してはばからない人は、そう表現することで不満や不安を表出している。口にした瞬間、少し気持ちがおさまり、次の不満や不安が頭をもたげてくるまでは仕事に向かうことができる。しかし、本気で辞めようとする人は、解消できないほどの不満や不安を抱えて覚悟を決めていたり、次のステップをすでに用意していたりする。だから、引き止めるすべもなく辞めていくのではないだろうか。

それでは、どのような理由で看護師は辞めたいと思うのだろうか。表12は、池田ら[3]がある県の600名の看護師を対象に2003年に行なった「仕事の継続に困難を感じている看護職者の健康とストレス」という調査の結果の一部である。これをみると、看護師だからこそと思えるような特徴的な理由はそれほどない。むしろ他の仕事にも当てはまるような理由が並んでいる。

[表 12]　最近やめたいと感じる理由

1. 精神的に苦しい
   仕事の失敗、インシデント、責任の重さ、無力感等
2. 労働条件
   忙しい、休めない、自分の時間がない
3. 身体の疲れや不調
4. 上司との関係
   上司が認めてくれない、上司の態度、怒られるなど
5. 職場の人間関係
   雰囲気、意見があわない、いじめや悪口等
6. クライエントとの関係
   苦情トラブル、充分なケアができない
7. 仕事が向いていない
   向いていない、興味がもてない、やりがいがないなど
8. 病院や看護部とあわない
   職場に魅力がない、方針に納得できない、管理体制がよくない
9. 仕事をうまくこなせない
   他人に迷惑をかける、後輩指導ができない等

（自由記述の内容分析から）

では、実際に辞めてしまった人の退職理由は何か。いくつかの調査結果を拾ってみたが、調査年や対象者や調査項目の選択肢等が異なるため、一概に比較検討はできない。それでも、結婚・出産が上位を占めることは共通しているようだ。

たとえば、雨宮ら[4)]の調査では、１位が結婚・出産、２位が家庭の事情（介護など）、３位が労働条件・環境となっているが、別の調査[5)]では１位が届け出の通り、２位が結婚、３位が疲れて燃え尽きた、４位が職場の人間関係である（ただし、１位の「届け出の通り」という選択肢の詳細はわからない）。

三陸河北新報社のニュースによると[6)]、I市立病院では21名の欠員が出ているが、大半が寿退職の影響だという。

結婚は“辞めたい理由”の隠れ蓑？

こうして理由を順に並べてみると、少し気になることがある。それは、なぜ「結婚」が退職理由の選択肢の中にあるのかということだ。

労働条件が悪いこと、人間関係がよくないこと、身体がついていかないこと、向いていないと感じることなど、退職の他の理由は、当事者にとってみれば、どれも看護師の仕事をする上で差しさわりのあるマイナス要因だ。しかし、「結婚」はそれらとは異質だ。むしろ、おめでたいことである。

なぜ辞めるのかと上長に聞かれたときに、「結婚」だったら了解してくれる、もっと言えば、「結婚します」と言わないと辞めさせてもらえないという話を聞くこともある。そう聞くたびに違和感を覚えるのは、看護の仕事が結婚とは両立しえないことが前提になっている感じがするからだ。おめでたいことを前面に出して離職志願すれば、誰も辞めることに文句は言えない。本当にそうだろうか。おめでたいことによって、看護師の仕事がさらに充実してほしいと思うのに、離職の要因として確たる理由になってしまっている。看護の仕事は、結婚したら辞めてもいいやと思える程度のものなんだろうか。

結婚を機に仕事を辞めるのがよくないなどと言うつもりはない。そういう選択肢もある。結婚生活の中に仕事を入れ込むことなど考えられないくらい（今は）結婚生活をエンジョイしたいというのなら、それも一計だと思う。しかし、「最近辞めたいと感じる理由」を自由記述してもらうと「結婚」は出てこない（表 12）。つまり、辞めたいと感じる理由はいろいろあるが、実際に辞めるときにはそれらの理由は表に出さず「結婚」を全面に出せば無難なので、それで済ませているような気がしてならない。

職場での軋轢や過酷な現場に疲れている看護師は、寿退職を逃げ道や隠れ蓑にしてしまっているのだろうか。機会があれば辞めたいと思っている看護師の、その本質的な理由が理解されないままでは、同じような現象が繰り返される。看護部が、そういうこともすべてわかっていながら敢えて本質部分を見ないようにしているのだとしたら、こんなにめでたいことはない。人があっての組織なのだから、人が離れる本当の理由に向き合わずして、組織も人も育つはずがない。

看護師が辞めていく本当の理由は何なのか。アメリカでは深刻な看護師不足が起きているが、その理由の一つに、看護の現場に魅力が無くなったことが挙げられている[7]。在院日数が極端に短くなり、超重症患者しか入院していないような状況の中で、看護師がこれまでベッドサイドで行なってきたケアができなくなった（不必要にされた）ためだ。

日本ではまだそこまでいかないが、こんな記事をみかけた。某病院が療養型に転換するに当たって、やりたい看護をできなくなると言う理由で看護師たちが大挙して辞めたというものだ[8]。「看護ができない」という離職理由ほど、重みのある言葉はない。しかし、これも、本当は別の所に理由があるかもしれず、真相はわからない。

ナースが「辞める」本当の理由

さて、いざ辞めることになったとしよう。その時に考えて欲しいことがある。それは、何を「辞める」のかということだ。

「辞める」にはいろんな意味がある。所属している組織を「辞める」というのは、その病院や組織が肌に合わなかったり、転居などでその地にいることができなくなったりしたときに使う。そのため、辞めても他の病院に就職することが視野に入った辞め方になる。生涯免許をもっているわけだから、たとえ「辞ーめた」と思っても受け入れ先さえあれば、また看護師として復帰することは可能だ。なにも「辞める」時点で、長期的なキャリア展望まで考えなくても、働きたくなれば戻ればいいという考え方も十分成り立つ。

病院の看護師を「辞める」というのは、交替制勤務が続けることが厳しくなったときや、専門性の高い医療現場に身を置くことが難しくなったときなどに使う。この場合も、病院以外の場所、たとえば診療所や保健所で就職しなおすことが想定さる。

しかし、看護を「辞める」というときには、看護師であることを辞めて看護の世界から離れてしまうことを意味する。もちろん、この職場がイヤなだけなので、他の職場で自分らしく働きたいと思っているのか、もう少し自分のライフスタイルに合った職場を探したいのか、今はちょっと立ち止まったり息抜きしたいだけなのか、自分はほとほと看護師であることに嫌気がさしているのかなど、辞め方によって（辞めるときの覚悟のもち方によって）、その後のキャリアへの意味づけがずいぶん異なるように思われる。

看護師が辞めるというのは、社会的問題にもなっている。肌に合わないところで無理に働き続ける必要はないし、本当に向いていなければ転職もよいかもしれない。しかし、辞める必要のない人や辞めたくないと思っている人が辞めているのであれば、その本当の理由を探り、キャリア継続の支援を真剣に考えなければ、看護界全体の発展が危ぶまれえる。

引用文献

1）http://db2.jil.go.jp/tokei/html/U6205001.htm（2008 年 10 月 15 日現在）
2）http://nhj.or.jp/pdf/PDF0027/F002726.PDF（2008 年 10 月 15 日現在）
3）池田紀子・雨宮多喜子・岩崎朗子：仕事の継続に困難を感じている看護職者の健康とストレス，第8回日本看護管理学会年次大会講演抄録，P.142–143. 2004.
4）雨宮多喜子・池田紀子・岩崎朗子：県内病院における看護職者の離職・転職の実態と看護部長の認識，第7回日本看護管理学会年次大会講演抄録，P.176–177. 2003.
5）段野太一編：市民病院退職看護婦 299 名の証言—看護婦からのナースコールⅡ，神戸市職員労働組合病院支部，1994.
6）http://www.sanriku-kahoku.com/news/2006_02/i/060209i-kangohu.html（2008 年 10 月 15 日現在）
7）Suzanne Gordon: Nursing Against the Odds-How Health Care Cost Cutting, Media Stereotypes, and Medical Hubris Undermine Nurses and Patient Care, Cornell University Press, 2005. 勝原裕美子監修，阿部里美訳：困難に立ち向かう看護，エルゼビア・ジャパン，2006.
8）朝日新聞，2006年 3月 18日.

§15

燃え尽き

[突然辞めたくなったある看護師の話]

私が突然「辞めたい」と言い出したので、病棟中が大騒ぎになった。誰がみても、バリバリ働くすごい看護師にしか見えなかっただろう私が、突然、「もういいや」って思ったわけだから、周囲にとってみれば青天の霹靂であったことは間違いない。

看護師になると同時に消化器内科に配属され、そこで3年。外科的なことも勉強したいと思って希望を出し、消化器外科でも3年。その後、手術室を4年。脳外科に異動してちょうど1年が経つ。いろんな科を経験して何にでも対応できる看護師になりたいって思っていたから、他の人に比べて異動が多いけど、どれも自分から希望したものだ。期待に違わず、新しい部署に変わるたびにいろんな経験ができた。看護の奥が深いってことを身をもって体験してきた。楽しかったはずなんだけど、突然、「もういいや」って思っちゃったんだ。毎日毎日、患者さんのお世話をすることに、昔ほどの情熱がなくなったんだと思う。

これといって決定的な理由があるわけじゃない。ただ、ルーチン化されたケアや業務が繰り返し行なわれる中で、何を楽しみに仕事をすればいいのかわからなくなってきた感じかな。前は、看護ってもっとクリエイティブな仕事だと思ってた。勉強するのが楽しかったし、看護研究も進んでやってた。だけど、もういいや。頑張るってことに疲れたのかもしれない。

今までの私だったら、頑張ってる人がまわりにいたら自分も頑張んなきゃって思ったけど、最近は、勝手にやっててねえって冷めた感じで見ちゃうし、その人たちが何をやっているのか関心もない。大金ではないけど、貯まったお金もあるから辞めてもすぐには困んない。一人旅にでも出かけてぼーっとしてみたい。そう思ったら、師長さんに「辞めます」って言えちゃった。師長さんはいろいろ選択肢を提示してくれて、辞めないでキャリアを積むことを考えてくれた。ありがたいとは思うけど、自分のためにいろいろしてくれることが、どこか他人事のように思えて仕方なかった。

後一月で退職。自分でも意外だけど、寂しいでも嬉しいでもなく、今はただ淡々と仕事をこなしてる。

「燃え尽き症候群」

「**燃え尽き（症候群）**」、別名「**バーンアウト（シンドローム）**」。看護師にはつきものの現象だと言われて久しい。ただし、一度は仕事に燃え上がった人でなければ燃え尽きることはない[1)]。なぜ「燃えた」ほどの人が「尽き」なければならなかったのかを思うと、「燃え尽き」という字面にどうしようもないやるせなさを感じる。

燃え尽きという概念を学術論文の中で最初にとりあげたのは**Freudenberger**だと言われている[2),3)]。Freudenbergerは、「エネルギーや心身の力や諸資源を使い過ぎてしまったために、衰えたり、すり減ったり、疲れ果てたりすること」という辞書に見られる燃え尽きの定義が、まさに他人の援助や危機介入を行なうような仕事をする人たちに見られる現象であることに気づいた[4)]。そして、燃え尽きの兆候や、燃え尽きに陥りやすい人の傾向や、予防策などを示したのがこの論文である。

その後、燃え尽きに関する関心が高まり、研究が進むことになるが、それに多大な貢献をなしたのが**Maslach**である。Maslachらが1981年に開発した**MBI = Maslach Burnout Inventory**と呼ばれる燃えつき状況を測定する質問紙は、世界中で用いられ、燃え尽き状況に関する実証データが蓄積されることになった。Maslachは燃え尽きを「**情緒的消耗感（emotional exhaustion）**、**脱人格化（depersonalization）**、**個人的達**

成感の低下（reduced personal accomplishment）を示す症候群であり、“人に関連する仕事”をする個人の中で発生しうるもの」[5]と定義し、MBIはこの３つの因子を測定するようになっている。

情緒的消耗感とは、「疲れ果て尽きてしまったように感じることで、翌日を迎えるエネルギーが残されていないような状況」[6]をいう。脱人格化は、「他人に対して、突き放したような、人情味のない、機械化した反応をすること」[7]をいう。さらに、個人的達成感の低下とは、「(サービスの)提供者が、受け手に対応するだけの能力が不適切であることに対して絶え間ない苦痛を感じ、その結果、自分を“できそこない”だと決めつけさえすること」[8]をいう。これらの症状を呈し、慢性的な疲労状態となり、仕事に対して無関心で突き放したような態度をとるようになり、仕事が非効率的になっていくと言われている[9]。

MBIの他にもさまざまな測定ツールが開発され使用されており、燃え尽きに関してはかなり研究が進んでいる。

「燃え尽き」の原因

ところで、四半世紀に渡って燃え尽きについて議論されてきたにもかかわらず、現場でいっこうに減る気配がないのはどうしたことだろうか。

燃え尽きが起きる原因は様々な角度から検討されている。たとえば、性別、年齢、経験年数、性格などの個人属性による燃え尽きの程度の違いや、仕事の性質、仕事の負担感、役割ストレス、同僚との人間関係などのストレッサーが燃え尽きに影響する程度などである。

燃え尽きの原因は多岐にわたっているにしろ、はっきりしているのならそれらを軽減・除去できるように対処すればよいはずだが、なぜかなくならない。そのなくならない原因を３つの角度から考えてみたい。

まず、燃え尽きは看護教育を通して再生産されているという田中[10]の考え方をみてみよう。田中は、相手に対してやさしくあること、共感すること、献身的であることなどの価値観が看護専門職にとって不可欠であるということが教育を通して埋め込まれていくことを指摘し、次のように述べている。「専門職業人としての必要な知識や技術を習得するということは、その専門職業に求められる理想主義的な価値観を埋め込まれるということであり、過言すれば、バーンアウトを引き起こすような個人特性を『作られる』とも考えられる」（P.11）。このような価値観を看護教育の中にうまく融合させながら、学生の職業意識を刺激することを田中は“焚き付け”と呼ぶのだが、その焚き付けが繰り返し起きているから燃え尽きが再生産されるという見解である。

２つめは、雇用者側（組織側）が燃え尽きを軽くみているという考え方である。Maslach & Leiter は、燃え尽きはその人に問題があるからではなく、その人の働いている社会環境に問題があるから発生するのだと強調し、組織が燃え尽きを軽視していることを指摘している[11]。

軽視する理由の代表的なものは、燃え尽きを個人の問題だとみなしてしまうことである。個人の問題なのだから、個人が対処すればいいじゃないかと一蹴されてしまう。これと類似するが、雇用者側には責任がないという考えも軽視されている理由の一つである。もしも何か起きたら組織として対応すべきことはあるが、起きる前に対応すべきものではないと考えられているために、予防策がとられない。その他に、燃え尽きなどたいしたことはないという考えがある。たとえ燃え尽きが起きたとしても、当人が重傷を負ったり死んでしまったりするわけではない。放っておいたからといって法律違反に問われることもない。だから、組織はそれほど気にかけないでいる。さらに、なんだかんだいっても組織としてはどうすることもできないという投げやりな気持ちがある。燃え尽きが起きたら休みをとるとか、カウンセリングを受けるとかの対処が考えられるが、結局のところ、組織としてはその手助けはできても、実際に解決をはかるのは個人次第だと考えられている。

３つめに、決して積極的ではないが、特に１年目の新人看護師の燃え尽きを肯定する考え方があることを紹介したい。Freudenberger[12] は、燃え尽きは仕事開始後１年位で見られると述べているし、南[13]はリアリティ・ショックの第２期の症状が燃え尽き徴候と類似していると指摘している。すなわち、組織に入って間もない状況で生じるリアリティ・ショックによる強い情緒的消耗は、燃え尽きの一種だと考えられる。すでに第２章 § 4 でも触れたが、そのリアリティ・ショックを肯定するとはどういうことかを説明しよう。

看護管理者の研修でリアリティ・ショックのことを話すときに、必ず受講生に聞く質問が２つある。それは、「リアリティ・ショックはなくなると思うか」と「リアリティ・ショックはない方がよいと思うか」である。前者に対しては、なくなるという方に手を挙げる受講生は１割程度で、なくならないという方には５割くらいが手を挙げる。後者の問いに対しては、ない方がよいと思うという人が３割で、あってもよいと答える人が４割くらいである。あくまでも概算であるが、これまで何度も同じ質問をしてきたが、ほぼこのような傾向だ。

リアリティ・ショックはあってもよいと答えた人にその理由を聞くと、「看護の仕事はたいへんなことの連続なので、これくらいのショックは受けておいてもらわないと後に続かない」「後からショックを受けられると対処がたいへんなので、みんなと同じ時期にショックを受けて免疫を作っておいてほしい」「看護実習とは違うのだから、現場を知ってショックを受けるのは当たり前」といったような意見が聞かれる。捉えようによっては冷たく聞こえるが、一度はショックを受けることで現実に即した期待水準を設定できるようになる[14]。その方が、理想を抱き続けて消耗していくよりはましだと考える方が現実的かもしれない。

「燃え尽き」からの回復

新人はもとより、現場で頑張ってきた人が燃え尽きて辞めてしまうのはもったいない。当人にとっても、組織にとっても、看護全体にとってもマイナスだ。なんとかそれを食い止めるには、理想だけではなく、より現実に近い状況を基礎教育の中で実感させることが必要だろう。

また、現場においては、看護の仕事は感情労働だと割り切って燃え尽きることのないように感情の管理をすることも必要だと思われる。さらに、燃え尽き始めている人の変化を周囲が敏感に察して、フォーマルにもインフォーマルにも早期に対処することが望まれる。当の本人は、目の前のことに追われて必死だから、自分が燃え尽きの一路をたどっているということに気づきにくいからだ。

しかし、さまざまな対処を講じても、先述したように燃え尽きは完全にはなくなりそうもない。すると、次に浮かぶ問いは、燃え尽きた人は回復するのだろうかである。

［表13］ 重度の燃え尽きあるいは仕事関連ストレスからの回復過程

第１段階：問題を認める
第２段階：仕事と距離を置く
第３段階：健康を回復させる
第４段階：価値を問い直す
第５段階：ふさわしい仕事を探す
第６段階：決別し変化する

注：表はBernier論文をもとに筆者が作成

Bernier[15)] は、重度の燃え尽きや重度の仕事関連ストレスに陥って１か月以上仕事を離れ、その後回復してまだ４年未満の人たち36名にインタビューを実施している。分析に用いられたのは、ヒューマンサービス職に就いていた20名のデータで、分析の結果から、事態への対処には連続する６つの段階があることが示された（表13）。

最初は、自分が普通でない状況に置かれていることや、それを克服しなければならないことを認める段階である。次は、職場から心理的に距離を置くことで、自分自身の中での葛藤や、時間に追われることや、組織との闘いから解き放たれる段階である。第３段階は、緊張を和らげ、何か楽しみを見いだすことで健康を取り戻していく過程にあたる。第４段階では、これまでの仕事の仕方を振り返り、仕事環境について非現実的な価値観を取り除いていく。そして、具体的にできることが何なのかを、自分の性格を査定しながら決め、新しい価値観を形成していく段階である。第５段階は、これまでの職場環境に代わる場所を探し始める時期にあたる。第６段階は、受けてきた仕事ストレスを断ち切り、変わっていく段階である。

Bernierによると、20人の対象者のうち、同じ職場の同じチームに復帰したのは一人だけで、ほとんどの人は職場を変えたり、パートタイムに切り替えたりして対応している。どの人も第６段階まできて満足感と安定感を得たようだが、重度の仕事ストレスを抱えた人がすべてうまく回復するわけではないだろう。もしかすると、インタビューに応じた人たちは、回復に至ったので研究に協力できたのであって、インタビューを断った人たちの中には、うまく対処できなかった人たちがいるかもしれない。

それに、研究協力者20人の回復過程は、1年から3年もの年月がかかっている。その期間のつらさを考えると、やはり、燃え尽きは避けるべきだと思う。「誰が援助者を援助するのか（Who will help the helper?)」。この古くからある問いに対して、Maslach[16]は燃え尽きに関する知識を携え、変革の方向性を導けば、その脅威を減らすことはできると締めくくっている。すでに燃え尽きに関する知識は蓄積されている。Maslachのこの言葉を信じるならば、次は、変革に向けた大きな動きが、時を置かずして始まらなければならないということだ。

引用文献

1）山口律子：看護師はなぜ燃え尽きるのか，北米の看護師燃え尽き防止プログラムから学ぶメンタルヘルス対策，看護学雑誌，69(3)，P.228，2005.
2）宗像恒次：燃えつき現象研究の今日的意義，看護研究，21(2)，P.122，1988.
3）久保真人：バーンアウトの心理学，燃え尽き症候群とは，サイエンス社，P.21，2004.
4）Freudenberger, H. J., : Staff Burn-Out, Journal of Social Issues, 30(1), P.159–165, 1974.
5）Maslach, C. : Burnout; the Cost of Caring, Malor Book, Cambridge, MA, P. 2 , 2003.(Originally published : Burnout; the Cost of Caring, Englewood Cliffs,N.J., Prentice-Hall, © 1982)
6）前掲書5）P. 3
7）前掲書5）P. 5
8）前掲書5）P. 7
9）Maslach C., Leiter M. P. : The Truth about Burnout; How Organizations Cause Personal Stress and What to Do about It, San Francisco, C.A, Jossy-Bass Inc, P.17–18. 1997.
10）田中マキ子：看護教育の病理，バーンアウト再生産のしくみ，多賀出版，2005.
11）前掲書9）P.62–65.
12）前掲論文4）
13）南裕子：燃えつき現象の精神看護学的推論，看護研究，21(2)，P.132–139，1988.
14）前掲書3)，P.95.
15）Bernier D. : A Study of Coping; Successful Recovery from Severe Burnout and Other Reactions to Severe Work-related Stress, Work & Stress, 12(1), P.50–65, 1998.
16）前掲書5）P.242–243.

参考文献

1）Freudenberger, H. J. : The Staff Burn-out Syndrome in Alternative Institutions, Psychotherapy: Theory, Research and Practice, 12, P.73–82, 1975.
2）入江拓：看護基礎教育段階から取り組むバーンアウト予防のための予期的社会化プログラム構築の要点に関する提言，聖隷クリストファー看護大学紀要，10，P.11–30，2002.
3）Schaufeli, W., Enzmann, D. : The Burnout Companion to Study and Practice ; a Critical Analysis, London, Taylor & Francis, 1998.

§16

結婚・出産

[同期会に出席したある看護師の話]

看護大学を卒業して７年。同期会があるというので、休み希望を出して出席した。卒業して２年目に最初の同期会があったけど、そのときは行けなかったから、今回、本当に久しぶりに懐かしい顔に再会した。私みたいに独身で仕事をしている者からすると、みんなで集まるっていったら、「当然、夕方でしょ」って感覚だけど、ご案内は「午前11時半開始」ってなっている。それを見て、「ああ、そうかあ。家庭がある人は、夜出かけにくいんだな」って思った。

学生時代に、いつも一緒にお昼ご飯を食べていたメンバーとは年賀状のつきあいがあるし、年に１回くらいは食事することもある。同じ病院に就職した同級生とは、エレベーターや食堂で見かけたらちょっと声をかけるってことはある。だけど、他の人たちの動向はまったく知らなかった。７年ぶりにみんなに会って一番びっくりしたのは、意外とみんな仕事を続けてるってことだった。とは言っても、最初に就職した職場にそのまま残っている人は少なくって、結婚や出産を機に退職はしたけれど、自宅近くの中小規模の病院勤務に変わっていたり、パート看護師になっていたり、保健師になっていたりする人たちがほとんどだった。大学院に進学中っていう人も数名いた。子連れで来ている人たちも何人かいた。

私の働いている大学病院では、だいたい３年から５年くらいの間で辞める人たちが多くて、その半分が結婚や出産を理由にしている。みんなそのまま家庭に入って出てこないのかと思ってたけど、同級生の再就職の様子を聞いていると、意外とどこか別のところで復帰しているのかもしれないなあ。さすが免許をもっていると強いなあって感心した。

結局、最初に勤務した病院で、今でもずっと3交代を続けているのは、参加者35名のうち私を含めて6人だけ。そんなもんかなあって思うけど、さびしい気もする。私は現場でずっとがんばっているのよって言いたい半面、なんとなく置いていかれたような、複雑な感じ。

男女雇用機会均等法制定から20年

かつて、女性が社会進出することに対して文化的にも制度的にも理解と支援が不足していた時代があった。“かつて”と書いたが、何年か前に、「女性の社会進出によって家庭が崩壊している」と議会で発言した某県議会議員がいた。まだまだ理解も支援も不十分であることがこの議員の発言から明らかだが、それはひとまず置いておこう。ここでいう文化的にとは、言うまでもなく女性は良妻賢母が一番であり、年ごろになったら結婚して家庭に入るものだという性別役割に根付いた規範をいう。制度的にとは、性別を理由に女性が雇用されなかったり、同じように仕事をしていても男性に比べて女性の昇進が遅かったり、給料が安かったりする仕組みをいう。

1980年。当時、人気絶頂にあった山口百恵が結婚を理由に芸能界を引退。それは日本国中を揺るがすようなセンセーショナルな出来事だった。本人の諸事情はともかく、仕事からのあざやかな幕引きは、結婚への決意の深さを感じさせ、それなりに感動を呼んだ。それから7年。山口百恵とほぼ同世代のアグネス・チャンが、出産後、子どもを職場に連れて仕事を再開した。職場に子どもを連れてくるとは何ごとかとバッシングする人たちの一派と、批判は正論だが仕事との両立のためには致し方なしとする一派との対立となり、いわゆるアグネス論争が巻き起こった。

さて、この2つの出来事の間にある法律が制定されたことを忘れてはならない。それが、**男女雇用機会均等法**である。1986年に施行されたこの法律は、「雇用の分野における男女の均等な機会及び待遇の確保を図るとともに、女性労働者の就業に関して妊娠中及び出産後の健康の確保を図る等の措置を推進する」ことを目的としている。文化的な価値規範を見直し、制度的に女性の労働環境を整えようということである。本筋とは離れるが、看護婦の呼称が看護師に変わったのも、この法律によって性別を表わす職種で募集することが禁じられるようになったためである。アグネス論争は、ちょうどこの法律施行直後のことであり、女性の社会進出に対して世論が敏感になっていた時に起きたのである。

ところで、仕事（work）と仕事以外のこと（nonwork）との関係性は、２つに大別されるという[1)]。**波及（spillover）**と**代償（compensation）**である。波及とは、仕事（あるいは仕事以外の事）での体験が、仕事以外のこと（あるいは仕事）にも持ち越されるという考え方である。互いに影響を及ぼしあうので、両者はバラバラでなく、波及によって同じような生活パターンをもつようになる。他方、代償とは、両者の間の対立性を主張するもので、仕事と仕事以外とは区別され異なるものとして扱われる。山口百恵は、どちらかというと両者を対立するものと位置づけ、仕事以外のことに仕事を代償させ、片方だけを選択しようとした。それに対し、アグネス・チャンは、子育てと仕事の双方を充実させ、一つの生活の中の統合された形として波及によって区別しないことを選ぼうとしたのである。

3つのライフサイクル

人はいくつになっても発達するという生涯発達の立場から、**シャイン**は、仕事の環境と家庭と自己成長の環境とは生活空間の中で相互作用し、生涯を通じて強く影響し合うと述べている[2)]。人は、加齢に伴うライフサイクルをもつように、仕事の上でもサイクルをもつ。たとえば、教わる立場から指導する立場に変わることや、仕事の適性を見直して新たな領域を追い求めたりといったことである。家族関係にもサイクルがある。結婚したり、子どもができたり、子育てが終わったりといったサイクルである。また、自己の成長を助ける趣味、地域活動、交友関係なども変化する。図４[3)]のように、これら３つの視点をもちつつ、うまくバランスをはかることが大切だというのが、シャインの主張である。

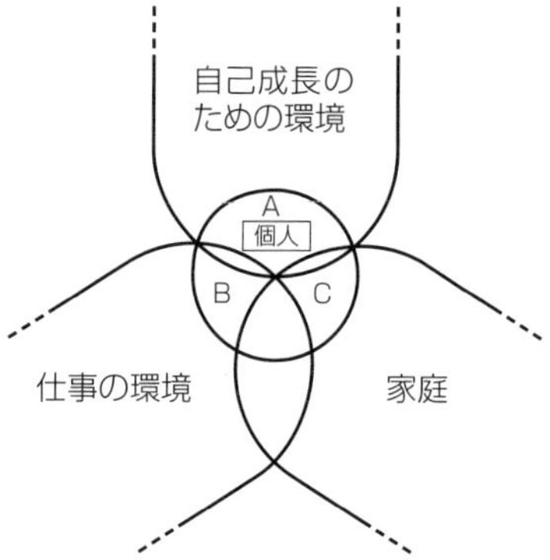

[図 4]　自己，仕事，家庭への掛かり合いを分析するためのモデル
（A ＝自己成長への掛かり合い：B ＝仕事への掛かり合い：C ＝家庭への掛かり合い）

Schein, E. H. : Career Dynamics : Matching Individual and Organizational Needs, Addison-Wesly Publishing Company, 1978（二村敬子・三善勝代訳：キャリア・ダイナミクス白桃書房，P.56,1991.）より引用．

看護師はそもそも女性の多い集団であるため、男女雇用機会均等法の出現を待つまでもなく、雇用の機会は男女とも均等に与えられてきたし、家庭との両立を課題としてきた。家族関係のサイクルに合わせて仕事を控えたり、技術・知識の獲得や成員としての成熟度に合わせて、チームリーダーやプリセプターなどの役割を与えられたりしてきた。仕事と家庭のどちらを取るのかという厳しい選択を迫られる人も大勢いるだろうが、無理せず、その時のライフサイクルに合わせて柔軟に対応している看護師もたくさんいる。しかし、出産後に、交代制勤務のある病棟勤務を続ける人はそれほど多くはないようだ。

仕事と家庭の両立

Grenhaus & Beutell [4)] によると、仕事と家庭の間の葛藤（work-family conflict）の代表的なものには、時間にまつわる葛藤（仕事または家庭に時間がとられて、家庭または仕事に十分な時間が割けないことで生じる）、負担感にまつわる葛藤（処々の役割を担うことがストレッサーとなり、負担や重圧を感じる）、行動にまつわる葛藤（役割に応じた行動をとることが期待されるが、役割ごとにその期待が異なることで生じる）の３種類がある。

家庭をもっても交代制勤務を続けていこうとするならば、これらの葛藤を１人で抱えているわけにはいかない。周囲の理解とサポート体制が整っていることが条件になる。図５は、子育てをしながら仕事を継続するために必要だと思われることをラフに描いたものだ。

まず、自分自身が仕事と家庭を両立させたいという気持ちをもち、健康でいることが何よりも大事。それに対する夫の理解やサポートは不可欠であり、特に日本では両親のサポートも重要になる。また、法整備がなされて社会資源が整わなければ、安心して子どもを地域に委ねることはできない。そして、両立することに対する双方の職場の意識が高いことも重要なポイントとなろう。

ここでは、夫との関係について若干の言及を試みたい。“社会進出”という言葉が女性に用いられるとすれば、それと平行して、男性には“家庭進出”という言葉が用いられるべきだろう。“家庭進出”は、仕事一辺倒の男性に対して、もう少し家庭を振り返りなさいよといった消極的なスタンスではなく、もっと積極的に家庭に関わることを求める表現として考え

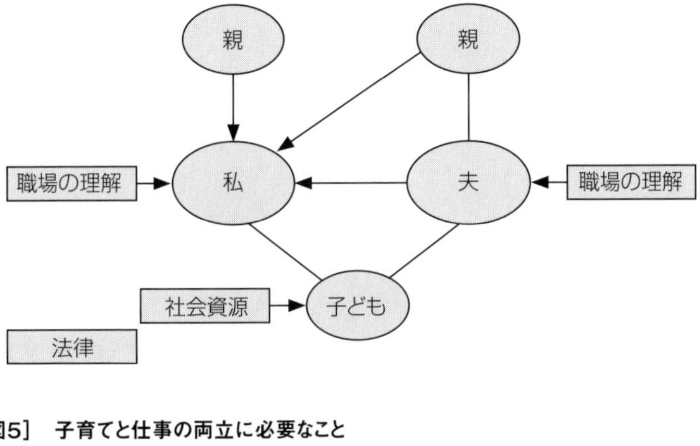

［図5］　子育てと仕事の両立に必要なこと

てみた。

Rapoport & Rapoport[5] によると、何組かの共稼ぎカップルを比較したところ、幸せなカップルの特徴として、次の４つが挙げられたという。１つ目は、仕事と家庭の両立に対処するための方策をもっていること。２つ目は、仕事、互いの関係性、個人のスタイルのそれぞれに対して柔軟な考え方をもっていること。３つ目は、自分のキャリアにも相手のキャリアにも２人の関係性にも強くコミットしていること。そして４つ目は、エネルギーレベルが高いことである。

こうして書き並べてみると、なるほどそうだなあと思うが、実際には、共働きによるそれぞれの役割が加重負担になり、役割葛藤が生じ、受ける変化（新しい仕事に就く、引っ越す、新たな文化に適応するなど）が多いというストレスがみられがちだという[6]。だからこそ、図５のように夫との関係だけではないより広範なサポートが求められる。

専門職キャリアの中断

病院勤務の看護師が、結婚や子育てのために一時仕事を離れることについて、２つのことを考えてみたい。１つは、看護技術や知識をいかに保持し続けるかということ。もう一つは、仕事を再開したときの働き方をどう考えるかについてである。

まず、看護技術や知識を保持し続けることに関して、岡邑[7] は、産前・産後および育児休暇から病棟に復帰した５名の看護師を対象に、復帰後の適応困難さについての調査を行なっている。それによると、以前のような臨床判断ができないこと、思うように動けないこと、役割が見えないことなど、困難を感じる要素が１人の看護師に複合的に襲っていることがわかる。この研究では、困難をどう克服したのかという過程には言及されていないし、困難がどの程度継続したのかは不明だ。しかし、明らかに、産休前に比べると、復帰直後は臨床看護師としての熟達度が下がっていることはわかる。現場で必要とされる専門知識や技術は日進月歩である。それを知り尽くしている看護師だからこそ、休暇明けにはついていけないのではないかという不安は、たとえ仕事意欲や周囲の支援があっても払拭できない。これに対して岡邑[8)]は、実際に復帰する少し前の時期から現場感覚を取り戻すための復帰プログラムを導入することを提唱している。実際、育児休業中には病院広報誌や看護協会ニュースなどを病院から送付して休暇中の看護師の復帰意欲を高めたり、復帰2か月前から職場復帰講習会を実施して成果を上げている病院の報告も見られる[9)]。

次に、仕事再開後の働き方について考えてみよう。結婚や出産前と同じように交代制勤務をしながらバリバリ働くのは無理でも、ライフスタイルに合わせてパート職員になったり、交代制勤務のない部署へ異動したりするという対応が一般的に行われている。働く時間を短くしたり、日勤帯だけ働いたりという選択は、Grenhaus & Beutellのいう葛藤[10)]を軽減するためには、現実的で一般的な方法である。ただ、これらの選択は“仕事を時間で切る”ことが根底にある。一日は24時間以上にはなりえない。家庭との両立をはかるには、定時になれば帰宅するという割切りが必要になるからだ。そのため、誤解を恐れずに言うならば、勤務時間に囚われずに、専門職として知識や技術を伸ばしたり、少しでも良質のケアを提供したりするためのエネルギーや時間を捻出することが難しくなる。

長い時間職場にいなければ専門職でないなどというつもりはない。記録や研究のために時間外労働が続いて疲弊したり、研修や新人指導に時間をとられてプライベートな生活が充実させられない状況がベストとは思えないからだ。ここで言いたいのは、知識や技能の維持・向上が求められる専門職のキャリア発達においては、働き方を調整するということが、時間の調整だけにとどまらず専門職としてのアイデンティティの調整にまで関わってくるということだ。看護師が、自分の働き方をどう選択するかを自らに問うとき、社会も看護師が何を選択したのかに注目する。

25年前に比べると、組織は仕事と家庭の両立をコーディネイトするようになり、社会は昇進や魅力的な仕事を得ることに邁進するよりは、家庭にも価値を置くことを受容するようになったとHallは言う[11)]。しかし、そのHall自身が、医学部教員のキャリア満足の研究を行なったCarr et alの文献[12)]を参考にしながら、専門職の場合は仕事時間の削減がキャリア促進のリスクになると述べている[13)]。両者のトレードオフ（交換）関係に対して、諸処の制度は整ってきたが、トレードオフを決定する本人が、気持ちの上でその変化にどう対応すべきかについては、議論が尽くされていない[14]のである。

働き方の多様性を奨励し、個々の価値観の違いをすべて受容することができれば、美しく事は収まる。しかし、それがキレイ事だけでは済まないことは自明だ。タテマエとホンネのもたらす矛盾が、結婚・出産を理由に仕事を中断するかどうかを選択する看護師の生き方に凝縮して映し出されている気がしてならない。

引用文献

1) Staines, G. L. : Spillover Versus Cimpensation; A Review of the Literature on the Relationship Between Work and Nonwork, Human Relations, 33(2), P.111–129, 1980.
2) Schein, E. H. : Career Dynamics; Matching Individual and Organizational Needs, Addison-Wesly Publishing Company, 1978. 二村敬子・三善勝代訳：キャリア・ダイナミクス，白桃書房，P. 9, 1991.
3) 前掲書2) P.56.
4) Greenhaus, J. H., Beutell, N. J. : Sources of Conflict Between Work and Family Roles, Academy of Management Review, 10(1), P.76–88, 1985.
5) Rapoport, R. & Rapoport, R. N. : The Dual Career Family; A Variant Pattern and Social Change, Human Relations, 22, P.3–29, 1969.
6) Hall, D. T. : Careers In and Out of Organizations, Sage Publications, P.241–242, 2002.
7) 岡邑和子：育児休暇から復帰した看護者の仕事における困難さ，2005年度兵庫県立大学大学院看護学研究科修士論文，2006.
8) 前掲論文7)
9) 野中みぎわ・畠中智代：管理者として看護師の継続就業をどう支援するか，看護管理，13(10)，P.766–769, 2003.
10) 前掲論文4)
11) 前掲書6) P.309.
12) Carr, P. L., Ash, A. S., Friedman, R. H., Scaramucci, B. T., Barnett, R. C., Szalacha, L., Palepu, A., & Moskowitz, M. A. : The Relationship of Family Responsibilities and Gender to the Productivity and Career Satisfaction of Medical Faculty, Annals of Internal Medicine, 129, P.532–538.
13) 前掲書6) P.248.
14) 前掲書6) P.249.

参考文献

1) 深澤優子：看護師の再就職を支援する立場から言えること，看護管理，13(10)，P.776–779, 2003.
2) Hall, D.T., & Hall, F.S. : The Two Career Couple. Reading, MA, Addison-Wesley, 1979.
3) 武石恵美子：職場マネジメントに子育て支援策をどう位置づけるか，看護管理，13(10)，P.762–765, 2003.
4) 瀧野敏子・外園千恵・新明裕子：座談会–女性医師という生き方仕事も家庭もあきらめない！，週間医学界新聞，2671号，2006.

§17

モラル・ディレンマ

[カルテ改ざんに関わったある看護師の話]

　師長から、日勤が終わったら面談室に来るようにと言われていた。不安な気持ちで部屋に入って待っていると、看護記録をもった師長が入ってきて、座るなりこう言った。「ここのところ、直してほしいの」今どきそれはないだろうと思ったが、師長のポケットから修正液が出てきたときには、金縛りにあったかのように身体が動かなくなり、思考も停止状態になった。
　あのとき何が起きたのかは、私しか見ていなかった。今から考えても、たしかに医師の処置はずさんだった。なぜ先生はもうちょっと慎重に手技を進めなかったのか。なぜ他の医師にヘルプを求めなかったのか。疑問はつきない。ただ、大きな事故につながったとか、事件として取り上げられるといったようなミスではなかった。私は、主観を排除して客観データだけをできるだけ正確に記した。それが精一杯、看護師としてできることだったから。その記録のどこがいけないのか。
「あなたの気持ちはわかるわ」と師長は言う。だけど、気持ちをわかってほしいんじゃない。どうせ気持ちなんかわからない。そうじゃなくって、私の存在を認めてほしいと思う。たとえ記録は修正液で消せても、事実を知ってしまった自分を消すことはできない。そのアンバランスな感覚を、師長はどこまで引き受けてくれるというのか。うつ向いたまま何も言えないでいる私に、それ以上師長も何も言えないでいるようだった。

倫理的でありたいという願い

ディレンマとは、「相反する２つの事の板ばさみになって、どちらとも決めかねる状態」（広辞苑第５版）である。板ばさみをもたらすような状態に倫理・道徳の問題が絡み、「互いに相容れない複数の道徳的な要求があるが、どの要求も無視するわけにはいかない状況」[1]になると、**モラル・ディレンマ**になる。特に、**バーナード**が指摘するように、組織で働いていると私的な道徳準則と組織の道徳準則とが混在してくる[2]。通常、組織で働く時には両者のバランスをとっているのだが、ある状況下で道徳水準同士が対立する時にモラル・ディレンマが顕在化するという。

複数の道徳的要求の中のどれに応じることが倫理的に正しい選択なのか。そのような迷いに遭うとき、自らの価値観を深く問い直すことになる。**バダラッコ**[3]が、善かれと思う２つの選択肢に迷った挙句（Right versus Right）、どちらか一方を選択した時点で、自叙伝の１節や１ページを刻んだことになると述べている。モラル・ディレンマをどのようにくぐり抜けるかは、自分の価値観を確認しながらどのように生きるかを決めることにつながると言えよう。なぜならば、二度とその同じ時点に戻ることはできないからだ。

看護師の仕事は、人間の生死に関わり、人の生活に入り込み、個人のプライバシーや情報に触れるものである。仕事の本質が倫理的な問題と直結しているため、常に倫理と背中合わせである。そのうえ、組織内でキャリアを積むことが多いため、組織人に求められる道徳的要求も加わり、複数の道徳的要求が渦巻く中で看護師としての判断を求められる日々である[4]。看護の仕事をする中で、自らに突きつけられた倫理課題に対してどのように向き合うかを決めるときは、看護師としての姿をさらけ出す瞬間でもある。

善い仕事・善い人

このような瞬間が訪れるのは、看護師に限ったことではない。認知心理学者の**Gardner**、社会心理学者の**Csikszentmihalyi**、発達心理学者の

Damonの３人が行なったプロジェクトを紹介しよう。彼らは、1996年から「善い仕事に関するプロジェクト（Good Work Project）」を始めた。善い仕事とは、仕事の質も社会的責任の観点からも優れている仕事だと定義されている[5)]。彼らの関心は、インターネットの出現に代表されるように、世の中が急速に変化し続ける中で「善い仕事」の中心的な使命を遂行し続けることが可能なのだろうかということであり、いったい「善い仕事」を行なうとは何を意味するのかを明らかにすることであった[6)]。当初、このプロジェクトは、化学者とジャーナリストを対象としていた。

やがて、このプロジェクトは、倫理的、あるいは責任を担った行動をとる専門職になるということ、すなわち「善い」仕事をする人になるとはどういうことかという関心へと発展した。そして、対象に女優を加え、善い仕事をしたいと望む人がどのように成功を収めようとするのかを明らかにする研究となった[7)]。15～35歳のキャリア初期にある人たちへのインタビュー結果からは、彼（女）らが、３種類の緊張感を抱えていることが明らかになっている。１つ目は、自分より上位にいる人からの影響を受けること、２つ目は、同僚や仲間との問題に直面すること、３つ目は、内面的な葛藤を体験することである[8)]。

これらの緊張感は、痛みを伴うディレンマとなる。時には痛みを感じながらも、他者への責任を果たそうと職業人としての熱い思いを奮い立たせることもあろう。あるいは、痛みを最小限にしようと仕事の手を抜きたいという思いに駆られることもあるかもしれない。

たとえば、自分のとったデータが研究室の教授によって無断で使われたとき、この科学者は、科学の世界に残って成功を収めたいのであれば、科学者の政治的ルールに従わなければならないというディレンマに直面する。また、重大事項について読者に真実の描写を行ないたいと思うジャーナリストの思いは、他社との競争を強いられるジャーナリズムの世界にあっては利益を優先させる編集者の意向で削り取られてしまう。その結果、自らの高潔さを守るために３分の１の若いジャーナリストが真剣に転職を考えているという数値[9)]は見逃しがたい。さらに、女優が名声を得ていくには、自分の信条や信念とは相容れない役柄も演じなければならないことがある。

看護師の“決定的瞬間”

バダラッコの著書『「決定的瞬間」の思考法』によると、正しいと思う複数のことから１つだけを選ばなければならないとき、自らのアイデンティティが問われるという。どのような倫理課題なのかによって、問は３つに分けられる。１つ目は「私はだれか」「私は何のために生きるのか」といった個人のアイデンティティや人生の意義などが浮き彫りにされるもの、２つ目は、「我々は誰か」「我々は誰のためにあるのか」といった職場レベルのアイデンティティや存在意義が問われるもの、そして、３つ目は、「社会に対してどう責任をとるべきか」という、社会に対する影響力が非常に強い場合の責務のあり方を問われるものである[10)]。

医師をしている大好きな彼氏から、自分の医療ミスを君だけには話しておきたいと言われて聞いてしまったとしよう。医療者として、知ってしまったミスに目をつぶるのはよくないが、彼の今後のキャリアに自分の手で暗雲を投げかけるのもよくない。そんなふうに考えてしまう自分のアイデンティティを“私”はどこに置けばよいのだろうか。

あるいは、地域で重要な役割を担っている病院であるが、その経営がいよいよ困難になってきたとしよう。看護師数を今月だけ水増しした診療報酬上の不正請求をすればなんとか乗り切れる。法律を遵守することは当然なのだが、目をつぶって病院をつぶさぬように不正請求しなければ病院はつぶれる。そうなると、今、入院や通院している患者や職員が、たちまち困ってしまうだろう。組織（“我々”）としてどう判断すべきなのだろうか。

また、臓器移植の賛否について看護師の代表として公の場で意見を求められたとしよう。国民の中には臓器移植に賛成するものもいれば、反対するものもいる。医療の現場にいる看護者としてはどちらの見解も身をもって理解できるとなったとき、その回答をすることの社会的な責任の重さは推して知るべしだ。

ここに挙げた例に関しては、何が正しい判断なのかがすぐにつくという人もいれば、そうでない人もいるだろう。常に高い倫理観をもって、毅然とした態度で物事に立ち向かうことができたり、首尾一貫した価値観を貫くことができたりすれば、どんな事例にあたっても思い惑うことはないかもしれない。しかし、現実の世界は混沌としていて、割り切れることばかりではない。その人の置かれている環境や立場、それに、これまでの経験や歴史が大きく左右してくる。

臨床能力とモラル・ディレンマ に対応する能力

いっそのこと、「私」「我々」「社会」という世界から逃げ出すことができれば、このようなモラル・ディレンマに直面することはなくなるかもしれない。しかしそれは、組織を辞し、看護師のライセンスを返上することを意味する。多くの看護師が病院社会でキャリアを積んでいることを考えると、モラル・ディレンマを抱えながらどうキャリアを積むかを真剣に考える必要があると思う。病院という組織は、「一方でキャリアを歩む場を提供するというプラスの面を持つが、他方では個人で解決できないようなモラル・ディレンマを生み出すというマイナスの面ももち、順当にキャリアを歩むことを阻む要因ともなっている」[11)] のだ。

ある看護師に継続的にインタビューをしたときの例を示そう。

彼女は、看護師になってすぐ手術室に配属となった。ある日、かなりの肥満であることを気にしている患者さんが手術を受けることになった。麻酔がかかって間もなく、医師が執刀前に患者のお腹を手で揺らしながら「プヨンプヨーン」と口にしたということだ。そのときのことをこう語っている。

「私は、ショックで頭が真っ白になりました。周りの看護師がその医師をとがめないことに、一層ショックでした」。

しかし、半年後、この看護師は次のように述べている。

「そういうことを術者が口にするのは、手術前にスタッフを盛り上げようとしているからかもしれないですよね。医師を怒らせるよりは、ふざけてくれていた方がやりやすいです。でもよく考えてみたら……やっぱりいけないって思う。自分もそんな看護師になっていくのかなと不安になりますね。そういう目で患者を見ていくようになってしまうのかと思うとね」。

そして、1年後には次のような発言に変わる。

「そういえば、そんなことがありましたよね。でも、あまり気にならなくなりました。その先生の人柄がわかったので。先生とよくしゃべるようになって、人間関係がよくなったので」。

最初、この新人看護師は、自分が目撃した場面において瞬時に医師の倫理観を疑い、何も言わずに黙認している仲間の看護師にも否定的な感情をもっていた。しかし、半年経つと、“でもよく考えてみたら……”とあらためて考えなければわからないほど、組織の暗黙のルールになじんできていることがわかる。そして、より長い年月が経つと、“気にならなくなる”のである。ただし、その間に、手術室の雰囲気になじみ、周りにも溶け込んで仕事がしやすくなり、医師との連携もうまくいくようになっている。すなわち臨床的には“成長している”のだ。

経験を積むと臨床能力は発達する。しかし、経験を積むことは、必ずしもモラル・ディレンマに向き合うための能力の発達にはつながっていない。ベナー[12]の提唱した臨床能力発達段階と照らし合わせてみると、発達段階ごとに特徴的なモラル・ディレンマが存在していることもわかっている[13]。

また、職位が上がると倫理課題が減るというわけではなく、ミドルにはミドルの、トップにはトップの課題が存在し、それに伴うディレンマがある。そのため、キャリア発達を論じるときには、経験年数の増加、臨床能力の発達、職位が上がることのみならず、倫理的判断力・道徳推論力の維持・向上の側面も考えるべきである。

ディレンマへの対応

さて、モラル・ディレンマに対して、どのような対応が考えられるのだろうか。Gardner らは、言われたとおりに行動する、今のポジションに残りながら闘いを挑み続ける、同じような見解をもつ仲間と団結し抵抗する、辞職する、自分の望むような組織をみつけるか作るなどのオプションを示している[14]。

また、看護部長を対象にした研究では、闘いを挑む、見て見ぬふりをする、不具合を後に清算する、後に贖罪する、封印するなどの対処方法が示されている[15]。闘いを挑むとは、自分の地位をかけてでもディレンマに立ち向かうことをいう。見て見ぬふりをするとは、すべてのディレンマに対応しきれないので、見過ごせるところはなるべくそうすることをいう。清算するとは、看護部長職を辞する時にはディレンマに決着をつけて後に残さないようにする姿勢をいう。贖罪は、善いとは思えない意思決定をしてきたことをつぐなう気持ちをいう。そして、封印とは、最後まで誰にも話すことなく看護部長の心にだけ秘めて幕を閉じるというものである。

職位が上位になればなるほど組織内外での責任範囲が広がるため、モラル・ディレンマも大きなものとなる。1つひとつのディレンマにどう対応したかという積み重ねが次への対応につながることを考えれば、キャリア初期の段階から、ささいだと思われる倫理課題にも目を向けられる感受性が大切だ。しかし、その感受性を受け止めるだけの風土がなければ、やがてその感受性にもふたをされてしまう。そのため、倫理課題に組織で取り組む姿勢を示し、研修の機会等を継続的にもつことが必要だと思われる。

「決定的瞬間」には3つの特徴がある[16]。その人の本質がわかる、その人の生き方が試される、その人の人格が形作られるである。価値観を深いレベルで問い、その価値観を検証し、そのことで人物が形成されるということである。モラル・ディレンマをくぐることが、いかにその人の生き様、すなわちキャリア形成・キャリア発達と同時性をもつかがわかる。

倫理課題に直面して惑う時、それは単に問題解決方法に迷うといったものなのではなく、生き方に迷うことであるという視点が、キャリア発達論でもっと議論されてもよいと思う。

引用文献

1）Sinnott-Armstrong, W. : Moral Dilemmas, In The Blackwell Encyclopedic Dictionary of Business Ethics, Oxford, Blackwell Publishers Inc. p.427–428, 1997.

2）Barnard, C. I. : The Function of the Executive, Boston, MA., Harvard University Press, 1938. 山本安次郎訳：経営者の役割, ダイヤモンド社, 1997, 新訳51版.

3）Badaracco, Jr.J.L.: Defining Moments; When Managers Must Choose between Right and Right, Boston, MA, Harvard Business School Press, 1997. 金井壽宏・福嶋俊造訳：「決定的瞬間」の思考法―キャリアとリーダーシップを磨くために, 東洋経済新報社, 2004.

4）勝原裕美子：看護部長の「倫理的ジレンマ」をもたらす道徳的要求，日本看護科学会誌，23(3)，P.1–10, 2003.
5）Gardner,H., Csikszentmihalyi, M., Damon, W. : Good Work; When Excellence and Ethics Meet, New York, Basic Books, 2001.
6）前掲書5）
7）Fischman, W., Solomon, B, Greenspan, D., Gardner, H. : Making Good; How Young People Cope with Moral Dilemmas at Work, Cambridge, MA, Harvard University Press, 2004.
8）前掲書7）P.37.
9）前掲書7）P.56.
10）前掲書3）第2章．
11）勝原裕美子：モラル・ディレンマと看護専門職の組織内キャリア，一橋ビジネスレビュー，夏号，55, 2003.
12）Benner, P. : From Novice to Expert; Excellence and Power in Clinical Nursing Practice, Addison-Wesley Publishing Company, 1984. 井部俊子・井村真澄・上泉和子訳：ベナー看護論—達人ナースの卓越性とパワー，医学書院，1992.
13）前掲論文 11）
14）前掲書5）P. 8–9.
15）前掲論文 11）
16）前掲書3）p.20.

5

第5章

フェイズⅣ　看護師としての新たな飛躍

専門職は常に自分を研鑽し貢献することが求められる。しかし、新しいことに挑戦し続けるのは疲れる。だから、キャリア発達に合わせた挑戦や学びが必要で、それがぴたりとはまればいきいき感をもたらし、次の挑戦への肯定的なフィードバックとなる。看護師の挑戦にはどのようなものがあるのだろうか。何を挑戦と捉えればよいのだろうか。

§18

コミットメント

[これからも仕事を続けるつもりのある看護師の話]

たいへんな仕事なのに、なんで40歳近くにもなってまだ看護師してられるのかって？　そりゃ、丈夫な身体に生んでくれた親に感謝するに尽きるよね。まず長く続けようと思ったら、どんな仕事でも体力がないとできないでしょ。月並みだけど、気力もね。

何度も仕事辞めようと思ったことはありましたよ。患者さんをひどく傷つけてしまって落ちこんだときとか、子どもとゆっくり過ごす時間がとれなくて働くことの意味を感じられなくなったときとか、家に帰っても疲れ果てて寝るだけの生活が続いて何も感じられなくなったときとかね。だけど、なんで今でも看護師を続けているのかって聞かれたら、やっぱりこの仕事が好きだからだろうとしか答えられないですね。振り返ってみたら、いつの間にか15年経ってたって感じです。

この仕事しかないわけじゃないことはよくわかっていますよ。街を歩くと、看護師よりも割のよさそうな仕事の募集広告が目に付きますからね。ちらっと横目で見ることはあるけれど、看護師辞めてまでそちらに行きたいとは思わない。なんだろう……。ウダウダ言いながら、せっかくここまで続けてきたんだからもうちょっとやってたらいいんじゃないかなって思う気持ちでしょうかね。

仕事ってそんな簡単に辞めるものでもないと思いますしね。若い人たちみたいに、がむしゃらに勉強しようとは思わないけど、この病院で働いていたら、新しい知識とかは業務の中で身についていくし、そんなに困ることもないですからね。よほどのことがない限り、このままずっとこの仕事をこの病院で続けていくような気がしますね。慣れ親しんだ職場ですから、もう人間関係上のトラブルだとかストレスもないし、そこそこ好きだと思える仕事をしているわけなんでね。それに、なんと言っても公務員ですから給料は保証されていますよね。無理して他の職場に移る理由はないんです。

仕事を続ける

第4章では、「看護師の壁」というタイトルで、看護師がキャリアを歩む上でぶつかる仕事継続の困難について述べてきた。ここから先は、そのような壁をとりあえず乗り越え、改めて看護師である自分に向き合うことを「看護師としての新たな飛躍」と題して述べてみたい。

このセクションではまず、困難はいろいろあっても、仕事を続けていく（再開する）ことについて、コミットメントという概念を使って考えたい。

やる気のある人、やる気のない人

看護管理者への研修で、決まって質問されることがある。聞かれるたびに、いつも答えに窮するその問いは、「やる気のないスタッフに、やる気を起こさせるにはどうすればよいのでしょうか？」

答に窮する理由は、いつ頃から、なぜやる気が低下してきたかの状況説明がなく、いきなり「やる気促進剤」という処方を求められるからだ。現場には、仕事に強いストレスを感じていてやる気どころでない看護師がいる。本当はなりたい職業ではなかったと斜に構えた態度をとり、やる気のなさそうな看護師がいる。しかし、どれだけやる気がなさそうにみえても、現実に患者さんが目の前にいれば、「看護師」として何とかしようと思うだろう。新人として現場に立ったときから現在に至るまで、まったくやる気がない状態がずっと続いている看護師にはお目にかかったことがない。そんな看護師は、ある時点でとっくに辞めてしまうからだ。

おそらく、管理者の言うやる気のないスタッフとは、ある程度経験年数を重ねていて、その日一日、与えられた業務をとりあえずこなせばよいという価値観をもった人を指すと考えられる。逆に、自分の提供している看護はこれでいいのだろうかと常に内省して、次の看護に活かす姿勢をもっていたり、新しい知識や技術を学ぼうとする向上心が備わっていたり、後輩の面倒をみたり、様々な役割を買って出ようというリーダーシップが発揮できたりする人を、やる気のある人と表現しているようだ。

そのような「やる気」が､いわゆる外来語の「**コミットメント**」である。

コミットメントの意味

コミットメント（commitment）の語源は､「com ＝すべて」を「mittere ＝送る」であり､転じて委託､献身､制約､傾倒などを意味するようになった。看護師のコミットメントを考える際には、看護という仕事へのコミットメントと組織へのコミットメントに分けて考える必要がある。

看護という仕事へのコミットメントが弱い人は、看護に対する関心が薄く、看護に喜びを見い出せないような人だ。他方、組織コミットメントの弱い人は、組織内のルールや皆の了解事項に関心を払わないような人だ。

看護師の多くが、何らかの組織に属しながらキャリアを歩んでいることを考えると、**組織コミットメント**という概念がもっと注目されてよいと思う。組織コミットメントとは、所属組織に対して心を傾け惜しみなく力を注ごうとすることをいう。かつて、明けても暮れても“会社のため”をモットーに働く人たちを会社人間と呼んだが、その会社人間が示していたのが組織コミットメントである。

組織コミットメントに関して、まず引用されるのが **Mowday** らの論文と、**Meyer** と **Allen** による複数の共著論文である。Mowday ら[1]は、組織目標と価値への強い信頼、組織のために進んで努力する意思、組織のメンバーであることを継続する欲求の３つの要因が組織コミットメントを表すととらえた。また、Meyer & Allen（1991）[2]は、組織コミットメントを３つの構成要素からとらえ、その因果関係を提示して**３要因コミットメントモデル**（**Three-Component Commitment Model**）を提唱した。Meyer らのいう３要素とは、**情緒的コミットメント**、**継続的コミットメ**

ント、規範的コミットメントである。

情緒的コミットメントとは、組織に愛着を感じているから組織のために何かをしたいと思う感情的なコミットメントで、この組織が好きだからここにいるというものだ。継続的コミットメントとは、組織に留まることと組織を離れることとを天秤にかけ、組織に留まった方が自分にとって利益が大きいか、あるいは組織を離れるとリスクが大きいと踏んで、組織の一員であることを継続させることをいう。たとえば、生涯賃金がいいとか、これまで築いてきた社内ネットワークに今後もお世話になる可能性が高いということが大きな理由で組織に留まっている場合などが考えられる。規範的コミットメントとは、お世話になった組織への忠誠心や、今離れるわけにはいかないという義務感や、組織を離れることはよくないという道徳観などによって、組織に残らなければならないと義理立てするコミットメントである。

これら3つのコミットメントを生じさせる原因（組織の規模、文化、報酬、教育システムなど）と、コミットすることによって生じる結果（退職意思、実際の退職率、心身の健康など）の因果関係については、数多くの検証がなされている。看護師を対象にした研究[3)]では、年齢が上がるほど情緒的コミットメントが強くなることや、職位はいずれのコミットメントとも相関しないことが明らかにされている。

このように、組織コミットメントを3つの視点からとらえることはできるのだが、考えてみれば、冒頭に挙げた事例の看護師の話のように、1人の人にこの3つが同時に存在することだってありえる。組織のことは好きだし（情緒）、無理して他に移る気もないし（継続）、たいした理由がないのならずっと同じ組織で勤め上げるのがいい（規範）のではないかと思う人がいてもおかしくない。

コミットする対象

上述した2種類のコミットメントについて、それぞれが強いか弱いかによって4つのセルに分類してみよう（図6）。強から弱の間は連続体なので、本来セルの数は無数にあるはずだが、ここでは便宜的に4つに分けている。

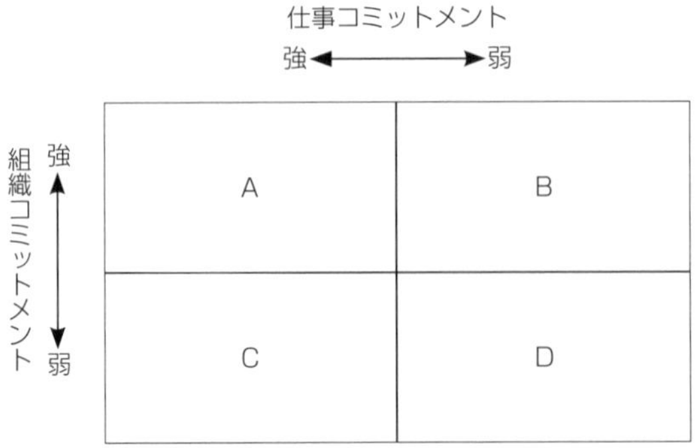

［図６］ 組織コミットメントと仕事コミットメント

そのため、以下の議論が多少乱暴になることはお許しいただきたい。

組織にとってもっとも望ましいタイプは、仕事へのコミットメントが強く、組織にも強くコミットしているＡタイプだ。仕事に愛着を感じてがんばる人が、組織への一体感を感じて長く勤めてくれればありがたい。本人にとっても組織にとってもハッピーというわけだ。Ｄタイプの人は、仕事も組織も好きでないわけだから、ＢやＣに移行できなければ多くの場合自然淘汰される。人員が減るという意味では組織にとっては痛手だが、長い目でみれば、本人にとっても組織にとってもその方がよい。

やる気はなさそうだが長く組織にいる人というのは、実はＢタイプに近いと考えられる。理由が何であれ、組織を辞めないで仕事を続けているということは、少なくとも感情的・継続的・規範的のいずれかのコミットメントをもち合わせていると考えられるからだ。積極的に仕事をするわけではないけれども、淡々と与えられた仕事をこなし、何事もなく業務を終えればいいと思っている。この手の人に対して、管理者がやっかいだと感じるのは、プロフェッションフッドが感じられないせいであろう。組織として困るというよりは、専門職仲間として受け入れ難いのだと思われる。そのことが、仲間同士の連帯感、信頼関係、コミュニケーションなどに影響することが懸念される。ただし、ときにはスタッフのほとんどがＢタイプで、赴任した自分だけが仕事にコミットしているという人の話も聞く。そういう場合、連帯感を感じてもらえないのはむしろ新しい職場ではりきっている人の方で、１人浮いてしまい、どこから手をつければいいのかわからなくなるという。

1人の人間のキャリア発達を考えるとき、当然いろいろな生き方、仕事の引き受け方が考えられる。職場の全員がAタイプであることを理想にはできても、現実にはそうはいかない。その人が何にコミットしているのかを十分に理解しつつ、この仕事でよかった、この職場でよかったと思える体験の機会を少しでも増やすことが現実的な方法であろう。

ローカルとコスモポリタン

さて、残ったCタイプの人はどういうコミットの仕方だろうか。このタイプの人は、社会学で**コスモポリタン**と表現される人たちである。

コスモポリタンは、**ローカル**との対概念であり、集団の成員が潜在的にもつアイデンティティについて説明するものだ[4)5)]。説明には、組織で働くことへの忠誠心、専門的な技術へのコミットメント、準拠集団という3つの視点が用いられている（表14）。

[表14]　ローカルとコスモポリタン

	組織で働くことへの忠誠心	専門的な技術へのコミットメント	準拠集団
ローカル	高い	低い	組織の中に求める
コスモポリタン	低い	高い	組織の外に求める

ローカル（local）は、「近くの」「ある特定地域に限られた」などを意味し、コスモポリタン（cosmopolitan）は、「全世界的（国際的）な」「世界主義的な」を意味することから、前者には密集した濃い感じ、後者には分布の広がりとゆるやかなネットワークがイメージできよう。

ローカル志向の人たちは、組織の一員であることに強くコミットし、組織に対する高い忠誠心をもつ。自分の専門分野に打ち込むことは少なく、ものごとを判断したり困ったりしたときの拠り所となる準拠集団を組織の内部に求める。他方で、コスモポリタン志向の人たちは、自分たちがもつ専門的な能力や技術を発揮できることに価値を置いている。そのため、組織の中にある価値観や目標よりも、同じような専門技術をもつ専門職との価値観や目標の共有を求め、組織の外に準拠集団を得る傾向がある。

Cタイプの人は、仕事そのものに強くコミットし、仕事を通して充実感を得たり、より質の高い仕事のために尽くしたりすることができるが、組織への愛着はそれほどない。自分の能力や専門性が発揮でき、仕事が評価される組織に鞍替えすることもあろう。その意味でコスモポリタン的だと言える。

業務をきちんと果たしながら穏やかにできるだけ長く働きたいという考え方も、なるべく自分を磨く時間を確保しながら仕事に没頭したいという考え方も、個人のキャリア発達の視点からみれば、どちらもその人らしい生き方である。しかし、前者に対しては、専門職なんだから仕事への姿勢はもう少し積極的であってほしいと思うし、後者に対しては、そんなに前へ前へと走っていたら途中で息切れしちゃうよと言いたくなる。

キャリア発達を考えるとき、常に仕事なり組織なりにコミットできていればよいが、数十年も生きていればそんな時期ばかりを過ごすわけではない。冒頭で述べたように、コミットメントは傾倒や献身などを表し、漢字で見るとひじょうに重たく、とらえようによっては息苦しい言葉だ。コミットしろと言われてすぐにできるものでもない。要は、個人の中で複数のコミットメントのバランスをどうとるかということと、そんなバラバラの個人が集合体になったときに、組織がその多様性をどこまで許容するかという問題だと思う。

人のキャリアのあり方は人それぞれであってよいと思う。そう言いつつも、仕事へのコミットメントや組織へのコミットメントが低い人たちばかりの中で、それらの高い人がキャリア発達していけるのだろうか。そう考えると、多様さにもバランスが必要なのではないかと思わざるをえない。

引用文献

1) Mowday, R. T., Steers, R. M., Porter, L. W. : The measurement of organizational commitment, Journal of Vocational Behavior, 14, P.224–247, 1979.
2) Meyer, J. P., Allen, N. J. : A Three component conceptualization of organizational commitement, Human Resource Management Review, 1(1), P.61–89, 1991.
3) Meyer, J. P., Allen, N. J., A, Smith, C. A. : Commitment to organizations and occupation; Expansion and test of a three-component conceptualization, Journal of Applied Psychology, 78(4), P.538–551,

1993.
4) Gouldner A. W. : Cosmopolitans and Locals; Toward an analysis of Latent Social Roles Ⅰ, Administrative Science Quarterly, P.281-306, 1957.
5) Gouldner A. W. : Cosmopolitans and Locals; Toward an analysis of Latent Social Roles Ⅱ, Administrative Science Quarterly, P.444-480, 1958.

参考文献

1) 金井壽宏・高橋潔：第9章，職務満足と組織コミットメントから見る職場の幸福論，組織行動の考え方—ひとを活かし組織力を高める9つのキーコンセプト，東洋経済新報社，2004.
2) 宗方比佐子・渡辺直登編著，久村恵子・坂爪恵子・高橋弘司・藤本哲史著：第3章，組織コミットメント，キャリア発達の心理学—仕事・組織・生涯発達，川島書店，2002.

§19

新たな役割への挑戦

[ふっきれた感をもったある看護師の話]

たぶん、私は２年前までは怖い先輩だったと思う。別に気取っていたわけでも無理していたわけでもない。

毎年４月になると３、４人の新人が入ってきて、やっと使えるようになったと思ったら、また４月がめぐって新しい新人がやってくる。その間も看護学校や看護大学の実習生が入れかわり立ちかわり来るという繰り返しの中で、いい加減、指導するのが面倒だった。同じことを何度も教えるのが億劫だった。だからと言って、教えなければ新人はいつまでたっても仕事ができず仕舞い。みんなが困るから教えないわけにはいかない。イヤイヤではないけれど、うっとうしかった。気持ちがこもらないから、後輩は当然、この先輩はとっつきにくいなあって思っていたと思う。

そんなとき、師長さんに呼ばれて、臨床指導者の講習会に行ってみないかと言われた。別に臨床指導者のエキスパートになろうなんて思ってはなかったけど、数週間、病棟を離れられるというので、それもいいかと思って気軽に了解した。これが大当たり。これまで受けた研修の中にはいくつかおもしろいものもあったけど、自分の仕事に直接影響するものではなかったし、偉い先生が難しいことをしゃべっているなあって感じだった。だけど、この研修は、自分の今までの指導の姿勢を根底から見直すことになったし、本当は、自分は教えることが好きなのかも知れないということを自覚できた研修だった。

研修が終ってしばらくぶりに病棟に戻り、看護学生を相手にしたとき、彼女たちが戸惑っていることや感じていることを自然に引き出すことができた。それに対応することに抵抗もなかった。そうできる自分が素直に嬉しかった。今までの自分の態度も、客観的に評価できるようになった。かつての自分の対応につらい思いをした新人や学生さんには申し訳ないと思うけど、あのときの自分がいるから今の自分がいるように思う。自分のできる範囲をここまでと決めてしまったらそこまでだけど、今回の体験を通してきっとこれからも新しい自分の可能性がみつかるような気がする。

単調な仕事

先日、ある中華料理店に入った。客席は35程度。メニューは見開き２ページあったが、すべて写真入で表示されているため、料理の数としては10ほどだった。厨房にはフライパンの前に立つ人とラーメンをゆでる釜の前に立つ人の二人がいて、手を休める暇はなさそうだった。フロアーには給仕とレジを兼任する係りが二人いて、互いに相手の動きを察しながら客に対応していた。決まったメニューの中から客が選んだ料理を、迅速に間違いなく提供する。そこに複雑なパターンは見当たらない。

異なる種類の仕事を一概に比較の対象にはできないが、上記の店に比べると、看護の仕事は多種多様だ。特に急性期の看護は、日々状態の異なる患者に向き合う。その患者も、平均在院日数が短くなった中でどんどん入れ替わる。看護度を測定するための分類表などを見ると、その項目の多さたるや半端じゃない。勤務時間内に実に多くの業務を複合的にこなさなければならない。

そんな複雑な看護の仕事でも、「業務に慣れる」「一応、一通りのことはできる」といった言葉が聞かれる。これまで手がけてきた看護師へのインタビュー調査からは、早い人で１年目の終わりくらい、遅い人でも２年目の半ば過ぎくらいには、大体このような発言をするようになる。50床の病棟を23人くらいの看護師がみている中で、複雑な業務や対応困難な症例はあるにせよ、それも含めて仕事が次第にパターン化されていくからだ。

心筋梗塞で緊急入院してきた人はだいたいこういう経過をたどるなと

か、医師によって看護師に求めることや求め方が異なるなとか、ターミナル患者の在宅移行をサポートするために必要な関わりや社会資源はどのようなものかなといったことが、パターン化されていく。このように書くと、患者は一人ひとり異なる人なのだからパターン化されることがあってはならないといお叱りを受けそうだ。しかし、ここで言うパターン化とは、患者をある雛形に押し込めてケアするということではない。もう少し大きな捉え方であり、複数の（もしかすると、一つとして同じ経験は無いことを思えば無限の）経験に裏打ちされた患者マネジメントの方法がパターン化されると表現した方が適切かもしれない。何をおさえておかなければならないのか、どういうことをアセスメントしないといけないのか、どのようなアプローチが考えられるのかといったことには、それぞれ複数の選択肢がある。それらの選択肢の何をどのように組み合わせるかということが、ここでいうパターンだ。

さて、おそらくこのようなパターンは、どこまでもその広がりと深みをもつものであろうが、業務に慣れるに従い、見えるパターンは増えてくる。新人時代は何もかもに右往左往してしまうが、やがて動じることが少なくなっていく。緊張から多少解放され、居場所をみつけて深呼吸ができるようになると「一通りはこなせる」という表現が出てくる。そして、パターンが増えるにつれ自信がついてくる。

適量ストレス

病棟で勤務していると、早いところでは２年目くらいからリーダー業務が始まり、３年目くらいでプリセプターになり、４、５年目で異動になり、７、８年目で臨床指導者になる。このように、臨床看護師として新たな役割を段階的に担っていくことは、キャリア発達上、非常に意味がある。

図７[1)]は、ストレスと生産性の関係を示したものだ。ストレスと言うと不快な刺激ばかりを思い浮かべがちだが、実は極端にストレスの少ない状態もよろしくないことをこの図は表している。できないことやつらいことが続いたり、自分の許容範囲を大幅に超えるような仕事量が目前にあったりすると、ストレスが高じる。そのために、ミスを起こしたりモチベー

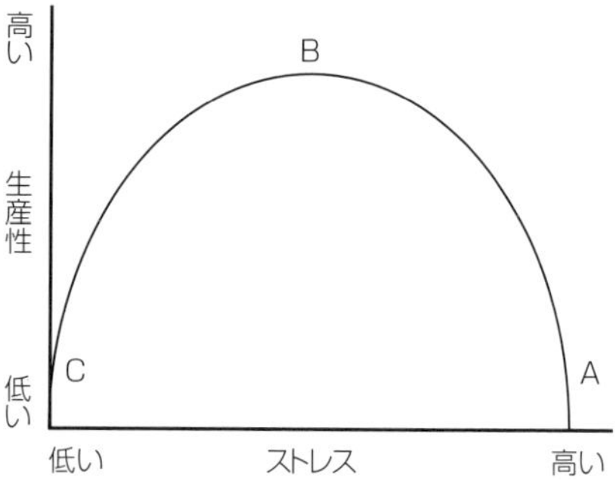

［図7］　ストレスと生産性との関係性

ションが下がったりして生産性は下がる（A点）。だからといってストレス性の刺激がまったくないと、人間は退屈し、仕事にコミットしなくなるので、これまた生産性が下がるというものだ（C点）。だから、人間には**適量のストレス**は必要だという考え方である（B点）。

業務に慣れ、たいていのことなら何でもこなせるようになったと思える時期に、過度のストレスにならないように、次のステップとして少し負荷をかけるような役割を与えることは、看護師個人の生産性向上に働きかけることになるし、組織としての生産性を高めることにもつながる。モチベーション理論の中に強化理論というのがあるが、そこでも、継続的にではなく、時折刺激を与えることがモチベーションの強化になることが説明されている。

プリセプターや臨床指導者、あるいは主任や師長といった新たな役割は、適切なタイミングで与えられると良性のストレスとなる。ストレスレベルが低くなり、モチベーションが低下し始めたときに新たな役割を与えられると、やってみようかという気にもなる。

担う役割

ところで、役割とは、もともと演劇の中で役者が演じる役柄やその演技をさす。演ずる場としての舞台と、演じる相手としての観客がいてその役割が認識される。社会生活の中では、どの人にも何らかの役割が付与されている。たとえば、親役割、子ども役割、ナース役割、主任役割などである。このように、一人の人が多様な役割を複合的に担っているのだが、どの舞台で演じるかによって期待される役割が異なる。家庭という舞台と、職場という舞台とでは期待される役割が違って当然だ。

舞台が異なれば、相手役も観客も異なる。そのことを**役割理論**では**補足役割**という考え方で説明している。ある役割はそれを補足する役割があってこそ認識されるというものだ。たとえば、師長という役割を考える場合、その部下であるスタッフや主任、その上司である看護部長などが補足役割としてあるからこそ、師長の役割が意識される。母親役割であれば子ども、父親、学校の先生などが補足役割となる。このように、ある役割は他の役割との補完・相互関係にありながら存在しているという考え方を**役割セット**（role set）という。

だから、ある人がその役割を適切に果たしているかどうかは、本人の自覚はさることながら、補足役割を果たす人たちの期待に添えているかどうか（**役割期待**）が大事になる。そして、役割が十分に果たせるようになると役割期待は膨らみ、より進んだ役割が期待されるようになる。

役割の移行・変化

役割の移行（role transition）には、２種類ある[2]。一つは、連続的な流れの中で心理的にあるいは物理的に移行することで、就職、昇進、離職、転職などがこれにあたる。もう一つは、同時並行の中で心理的あるいは物理的に移行することで、職場での役割が終わって家に帰り母親役割をするが翌朝はまた職場での役割に戻るとか、上司と話をするときには部下になるが、スタッフと話をするときは上司になるといった移行をさす。Ashforthは、前者の役割移行に着目し、その移行過程を**クルト・レヴィンの場の理論**を引き合いに出して説明している[3]。それによると、今の役割から離れることが「**解凍**」の段階で、「**移行**」段階を経て新しい役割に入っていくことが「**再凍結**」の段階である。

さて、この２種類の役割移行から、看護師の一般的な役割の与えられ方を考えてみよう。プリセプターになるとか、臨床指導者になるとかというのは、今のスタッフとしての役割を持ちながら新たな役割を付与されるということであり、昇進や昇格ではない。また、1年ごとにその役割を交代することもあるので、前者の役割移行には当てはまらない。しかし、これまでとは異なるまったく新しい役割を獲得するし、将来性や実力が認められた上での役割付与だという意味では、完全に後者のような同時並行だとも言い切れない。看護師の場合、前者の連続性をもつ役割移行の中間段階に、プリセプターやリーダーなどのいくつもの役割が同時並行で求められ、それらが移行のための橋（bridge）となっている。それらを、うまく渡れれば次の段階に行くことができる。

図8[4]は、新しい役割をとることが、自分にとってのアウトカムとどのような関係にあるのかを示したものである。まず、予期的なものであるにしろ、現実のものであるにしろ、新たな役割を取得するということは、4つの心理的な動機を換起する。自己評価につながる自己の同一感、自分が何者なのかを問いかける意味感、何か大事なことへの影響を学習しようとするコントロール感、そして大切な人間関係を維持したいと願う所属感である。新たな役割を重要に思えれば思うほど、心理的動機への換起は強くなる。

また、心理的動機が現実的になり、うまく作用するようになると、役割への同一感は強まっていく。その結果、役割の同一化が確立され、役

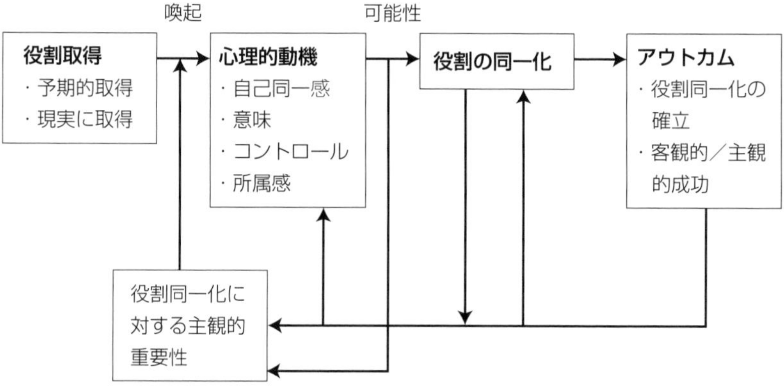

［図8］　役割移行と自身

割に伴う成功体験が増えていく。肯定的なアウトカムは、次に役割取得の機会があったときの心理的動機に働きかけるというフィードバック効果をもたらす。

同じ役割にとどまり、そこで凍結してしまっていると自己の広がりが感じられない。しかし、今よりも少しチャレンジだと感じられる程度の役割が与えられ、それをうまく果たすことができれば、その新たな役割が自分に統合され、新たな自分の発見につながる。

自分が意図していなくとも、キャリアの節目にそんなチャンスが訪れることはたくさんある。それは、補足役割を担っている人たちが、今の役割に対して舞台は小さすぎないか、シナリオは単純すぎないか、観客数は妥当だろうかということを見ているからだ。社会的存在としての自分が、今の役割を一生懸命こなそうとしているかどうかが補足役割の目にとまり、知らず知らずのうちに新たなキャリアの展望を開いてくれることがある。

引用文献

1）McGrath, J. E. : Stress and Behavior in Organizations, in Dunnette, M. D. (ed.), Handbook of Industrial and Organizational Psychology, Rand McnNally, Chicago, 1976.
2）Ashforth, B. E. : Role Transitions in Organizational Life; An Identity-Based Perspective, Lawrence Erlbaum Associates, Publishers, Mahwah, New Jersey, P. 7, 2001.
3）前掲書2） P.12–13.
4）前掲書2） P.54.

参考文献

1）野村一夫：社会学感覚, 文化書房博文社 P.194–219, 1998.
2）我妻洋：社会心理学入門（下）, 講談社, P.202–203, 1987.

§20

ジェネラリストとスペシャリスト

[一つの病棟で頑張ってきたある看護師の葛藤]

私は、看護師になってからずっとこの大学付属病院の呼吸器外科一筋でやってきた。異動の話も何回かあったけど、他に行きたいと思わなかった。一度、出てもいいかなと思ったこともあったけど、そのときは病棟の事情で残ってほしいと言われて、それっきり。またそのましばらくいるうちに主任にもなった。結局、この病棟に16年いることになる。

どんな入院患者であっても、よほどのことでない限り病態はすべて理解できるし、医師の治療方針やケア計画は立てられる前に予測がつく。起こり得る現象を想定して事前に手を打ったり、まだ経験の浅い看護師たちの成長を助けたりするための方略も身についていると思う。若い医師たちも私にいろんなことを聞いてくるし、それに答えることは結構楽しい。手前味噌だと思うが、自分がこの病棟に必要な存在なんだって感じられる。胸部外科看護の第一人者としての自負みたいなものが私の中にしっかり根付いていて、それは何にも代えがたい。もちろん、これからもそれを大事にしたいと思っている。だけど……。

最近、ふと自分が本当に認められているんだろうかって思うことがある。それは、呼吸器外科っていう診療科の特殊性の問題。他の病棟では、私よりずっと若い看護師たちが、「認定とるんだあ」なんて言って、病院から補助を受けながら認定看護師の資格をとりに研修に出かけている。看護部だって、「当院には４名の認定看護師がいます」なんてことを看護師募集のパンフレットに載せて売りにしているみたいだけど、私みたいに、ずっとその病棟でがんばってきた看護師はどうなるの？ って言いたい。たまたまがん看護や救急看護でやってきた人は認定をとれて、たまたま配属先が呼吸器外科だった私は認定をとれないわけ？　認定とったら給料が上がるなんていう病院もあるって聞くけど、なんかやるせない気持ちになる。それでも私は呼吸器外科の看護師として私にしかできないことがあると思っているし、病棟の仲間も私を信頼してくれているから、このままでいいっちゃあいいんだけど、なんだかね。

入職して最初の数年は、職場に慣れ、仕事に慣れ、人に慣れるので精一杯。３年目や４年目になる頃から、自分の次の目標を具体的に考えるようになるし、院内で異動の話なども出てくる。そうしたときに、自分の可能性、能力、周囲の評価、ライフイベントなどを現実的に捉えなくてはならなくなる。

希望の病棟ではなかったけど、しばらくすればその病棟の看護がおもしろくなり、そこでの看護を極めたいと思うこともあろう。また、思っていたようなやり甲斐を見いだせないまま同じ部署で何年か過ぎ、もう異動してもいいかなと思うこともあろう。あるいは、敢えて計画的にいろんな部署を経験することを望む場合もあろう。それぞれの選択には、必ず自分がどのような領域で看護をしていきたいかを改めて確認することが伴う。選択がこれまで以上に重みをもつようになったのには、日本にも**スペシャリスト**が導入されたという背景がある。

日本の看護スペシャリスト

21 世紀を目前にした 1990 年代、日本看護協会による**資格認定制度**がスタートし、職能団体による体系的なスペシャリスト教育が幕開けした。皮切りは 1992 年に発足した**認定看護管理者制度**で、それ以前の管理者教育とは異なり、優れた資質をもつ看護管理者を経年的、体系的に育てるという点で画期的であった。また、1995年には、満を持して**専門看護師制度**がスタート。翌年には**認定看護師制度**も始まった（表15)。当初、認定看護師は救急看護と創傷・オストミー・失禁看護（現皮膚・排泄ケア）の2領域で始まったが、10年ちょっとの間に17領域にまで拡大している（2008年10月現在)。また、専門看護師は、がん看護と精神看護の2領域で始まったが、10領域にまで拡大している。特に、認定看護師の数は飛躍的に伸びており、毎回の審査で新たに数百名の認定看護師が増えている。日本看護協会がホームページ上で発表している地区別の登録者数を見ると、地域格差があることは否めないが、全体の数を見る限り、かなりこれらの制度は日本の看護に根ざしてきているといえる。

[表15]　認定看護師および専門看護師の役割

	認定看護師	専門看護師
最初の分野特定年月	1996年2月	1995年11月
目的	特定の看護分野において、熟練した看護技術と知識を用いて、水準の高い看護実践ができ、看護現場における看護ケアの広がりと質の向上をはかる。	複雑で解決困難な看護問題を持つ個人、家族及び集団に対して水準の高い看護ケアを効率よく提供するための、特定の専門看護分野の知識及び技術を深め、保健医療福祉の発展に貢献し併せて看護学の向上をはかる。
役割	実践、指導、相談	実践、相談、調整、倫理調整、教育、研究

昨今の看護系雑誌の記事などをみると、認定を取ることがある種のステータスとなっているし、認定看護師や専門看護師がいるかいないか、いるなら何人いるかが看護部の評価にもつがっている感がある。2007年4月には、改正医療法により、専門性の広告が看護師に拡大された。認定看護師、専門看護師の積極的広告が可能になったことで看護師のみならず看護部全体の評価にも影響するようになった。

スペシャリストの定義

そもそも、**スペシャリスト**とはどのような人なのだろうか。一般的に、スペシャリストとは特定の領域において卓越した技能や知識を発揮できる人をいう。それに対して**ジェネラリスト**とは、広く多方面に技能や知識を発揮する人をいう。

たとえば、建築家の中にはどんな家でも建てられるという人（ジェネラリスト）もいれば、二世帯住宅のことなら任せてほしいと自他ともに認める人（スペシャリスト）もいる。医療の世界でも、医師を例にとれば、ある疾患や治療について抜きん出た知識や技術をもつ場合にはスペシャリストと呼ばれる。地域の開業医や家庭医はたいがいジェネラリストであり、数え切れないほどの疾患を診る中で、自分たちで治療を進めることができる症例なのか、スペシャリストに任せないといけない症例なのかを見極める役割がある。つまり、両者は言葉の上では対義語になるが、一直線上対極に位置するのではなく、図のように重複しながら補完的な関係を有しているといえる。

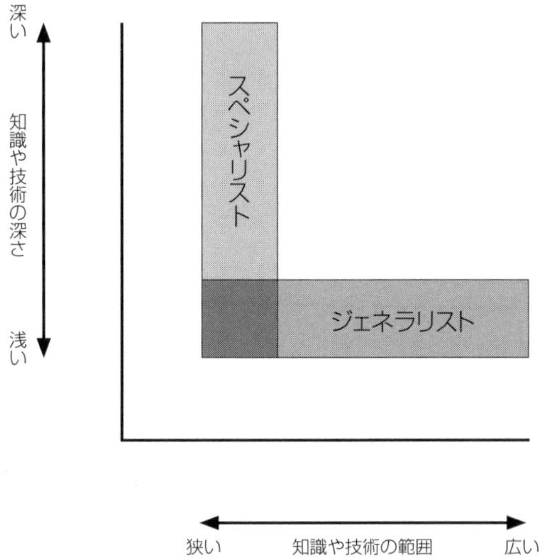

［図9］　スペシャリストとジェネラリストの関係

当然、両者の間に優劣があるわけではない。患者・家族からみれば、稀有な症例を治療できるスペシャリストの医師を必要とすることもあれば、風邪や腹痛などをすぐに診てくれるジェネラリストの近医を必要とすることもある。一時、家庭医が減少し始めたときには、「脳外科の第一人者といわれる医師でも自分の子どもの発熱に慌てふためく」とか、「整形外科医といっても親指の第一関節の病気しかわからない」といったスペシャリストを揶揄する言葉も聞かれた。それでも、スペシャリストであるならば、極端に言えば「専門外のことでわからないことはあるが、専門領域にかけては自分の代わりを務める人はいない」と堂々と言えるくらいでちょうどよい。

看護のスペシャリスト制度は、さまざまな健康問題に対応しなければならないという時代の要請と、看護専門職の生涯教育構想を整備しなければならないという看護社会内部からの要請とが相俟って制度化された。次の課題は、ジェネラリストはどうなるのだろうかである。すなわち、

1．スペシャリストでない人は、すべてジェネラリストなのか？
2．日本看護協会の資格認定制度で認められている特定分野以外を専門にするナースはスペシャリストなのか、ジェネラリストなのか？
3．ジェネラリストの発達や生涯教育をどのように考えればよいのだろうか？

といった点である。

看護者をスペシャリストとジェネラリストの2つしかないようにとらえると、1のような議論が出てくる。かといって、他にどのような区分があるのかと言えば見あたらない。日本看護協会も、「専門職には、通常ジェネラリストとスペシャリストが存在し、それぞれがそれぞれの機能を発揮し連携しながら、その専門職としての独自性を維持している」[1]と述べているので、看護者はジェネラリストとスペシャリストとの二分されるような印象を受ける。しかし、両者を対概念として否定的に用いるのではなく、双方の役割分化を強調し、ジェネラリストがスペシャリストを活用したり、スペシャリストの相談に乗ったりすることで協働する必要性が示唆されている[2]。要は、どちらに分類されるかという問題ではなく、どちらにも分類されないような看護師であっては困るということだ。

院内専門看護師

さて、2つ目の問題に対してはどうだろうか。事例で登場した呼吸器外科一筋の看護師は、いったいスペシャリストなのだろうか、ジェネラリストなのだろうか。このような悩みを解決する方法として、最近よく耳にするようになったのは、患者・家族のニーズが高い看護領域を、その病院独自の専門領域として位置づけることである。日本看護協会の認定看護領域に限らず、補完的に病院独自の専門領域を設けることで、組織の特徴を活かした高度な看護サービスを提供できると同時に、看護師のモチベーションが高まることが期待される。

たとえば、聖隷浜松病院では訪問看護やリエゾンなどの院内認定看護師が活躍している。慶應義塾大学病院では在宅療養やリンパ浮腫ケアに専門性が認められている[3)]。北里大学病院には北里専門看護師がいる。医療法人近森会では10種類近くのユニークな分野の専門性が認められており、それぞれの専門性を示すバッジをつけた看護師が現場で活躍している。どの資格も、病院独自のものなので汎用性がないのが課題だが、そこで培った専門性（知識・技術）そのものの汎用性とパワーは計り知れない。

米国ナースの多様なネーミング

米国においては、実に様々な分野で看護がその専門性を発揮している。101通りの看護者の専門性を紹介した101 Careers in Nursing[4)]という本を紐解くと、いろんな呼称があるものだと驚く。いくつか例を紹介しよう。

○宇宙ナース（space nurse）…宇宙飛行士の健康状態がNASAの基準を満たすように、地上でモニタリングしたり健康サービスを提供したりする仕事。資格要件はRN（登録看護師）であること。研究者の場合は修士号が必要。求められる能力は、卓越したアセスメント技術、宇宙産業への関心、メンタルヘルスの技術、創造性、物理学や工学の知識。

○キャンプナース（camp nurse）…キャンプに参加する子どもへのへ

ルスケアを行なう。時には喘息や糖尿病などを抱えた子どものための特別キャンプもある。通常、夏休み期間中の短期労働でありストレスは少ない。求められる能力は、ファーストエイド、心肺蘇生術、蜂刺され・蛇咬まれ、切り傷などの急性期の処置。孤立不安への理解、人間関係スキル、ファーストエイドの知識、心身のアセスメントスキル、服薬管理、予想外の状況に対応する力。

○熱傷ナース（burn nurse）…身体表面の熱傷が最高で100％までの熱傷患者を看護する。求められる要件は、最低でも一般内科・外科病棟あるいは集中治療室での経験が１年以上あること。求められる能力は、熱傷の病態生理に関する知識、水分と電解質バランスに関する十分な知識、複雑な操作を伴う医療機器の操作、呼吸器管理、疼痛管理、無菌操作法、生命の危機に瀕している患者・家族に対応できる人間関係能力、他の医療職と協働する力。

この他にも、脊椎ケアナース、腎ケアナース、耳鼻咽頭ケアナースなど、そこまで名前をつけなくてもと思うようなものもある。また、オンブズマン、コンサルタント、法律相談ナース、政治家など直接患者に接するのではない看護師も掲載されている。日本語としては、これらの呼称を用いて看護師を表現することに馴染みはないが、実際には同様の機能を果たす看護者はいる。限られた数の専門領域しかないという発想ではなく、自分の得意分野や専門分野をうまく表現する呼び方を用いれば、看護の可能性や広がりが感じられるし、看護師にとってみればキャリアの選択肢が増えるようで心強い。

ジェネラリストの発達

３つ目の問題に対しては、日本看護協会がICN（世界看護師協会）の「ジェネラリストナースの国際能力基準フレームワーク」を参照しながら、「ジェネラリストの標準クリニカルラダー」[5] を作成している。つまり、ジェネラリストの臨床能力に段階を設け、今いる段階よりも次をめざすことができるような概念を提供したのである。

図9で示したように、ジェネラリストがジェネラリストたる醍醐味は、スペシャリストよりも広い範囲の知識や技術を有していることにある。スペシャリストが高度な知識や技術を有することに誇りをもてるように、ジェネラリストは広い範囲の看護に対応できることに誇りがもてるような考え方がもっと浸透していいと思う。

いずれにせよ、どちらを選択しても看護者であることの優劣はない。結局は、どんなスペシャリストなのか、どんなジェネラリストなのかといった看護に向き合う姿勢が評価されるのだと思う。

引用文献

1）(社)日本看護協会：看護にかかわる主要な用語の解説，P.25, 2007.
2）前掲書1）P.26.
3）http://www.hosp.med.keio.ac.jp/kango/HTML/kango_senmonl. htm（2007年9月6日現在）.
4）Novotny, J.M., Lippman D. T., Sanders N. K., Fitzpatrick J. J. : 101 Careers in Nursing, Springer Publishing Company, 2006.
5）山崎美惠子：ジェネラリストの標準クリニカル・ラダーについて，日本看護協会編，平成17年度看護白書，日本看護協会出版会，2005.

§21

学　ぶ

[進学を決めたある看護師の話]

この夏から放送大学に入った。新人たちに大卒が増えてきて、なんとなく追われるような気持ちになったのがきっかけだった。経験がものをいう世界だし、私には私が確立してきた看護があると自信を持っていたから、これまで新人に負い目を感じるなんてことはなかった。初めて大卒が入ってきたときも、「ふーん」って感じで、別に大学出たからどうだっていうの？って思ってた。だけど、看護系の大学がたくさんできて、今では病棟の中のナースの３分の１が大卒になった。それでちょっと意識し始めたっていうわけ。

それだけじゃなくって、私が卒業した看護学校が閉校になったことも結構ショックだった。2年くらい前からうわさにはなっていたけど、学校から「卒業生のみなさんへ」っていう手紙が突然来て、“発展的に閉校する”って書いてあった。大学になるらしい。お世話になった先生の中にはそのまま辞めてしまわれる方もいると聞く。時代の流れとはいえ、さびしい限りだ。大学ができたからって別に……ってそんな感じだったのに、だんだんプレッシャーになったのは事実。

別に、このままでいても業務的には何も困らないし、雑誌やインターネットでわからないことは調べてる。研究発表だって２年に１回はしてるから、勉強してないわけじゃない。だけど、子どもも来年小学校に入るし、少し余裕もできるから、チャンスがあるんだったらやってみればいいんじゃないかと思うようになった。大学に行くことは自分の人生の予定の中にはなかったけど、行ってもいい環境があるんだったら行ってみようかなって。

生涯学習とキャリア

文部科学省の出した「多様なキャリアが社会を変える：第２次報告（女性のキャリアと生涯学習の関わりから）」[1]の中に、**生涯学習社会**という言葉がでてくる。それによると、「生涯学習社会とは、生涯のいつでも自由に学習機会を選択して学ぶことができ、その成果が適切に評価され、様々な形で活用できる社会」であるという。そして、「この社会が実現すれば、一度の選択だけでその後の生き方が決まることなく、自らのライフデザインの下、転職したり、学習したり、育児に専念したりといった様々な経験を主体的に選択し、次の活動に繋げることが可能となる」と記されている。ここでいう生涯学習とは、学校で学ぶことだけではなく、カルチャースクールや地域活動なども含まれている広い概念である。どこで学ぶのかではなく、自分がどのような生き方をしたいのかが問われる概念であり、基本は個人の主体的選択であるとされる。

この考え方は、キャリアを単に昇格や昇進ととらえるのではなく、“生涯”というスパンでとらえ、その“プロセス”を大事にするという第１章§１でも触れた生涯発達の考え方と同様のものである。**レビンソン**[2]や**エリクソン**[3]らが前提にした考え方は、人は世代ごとに乗り越えるべき課題があり、それにうまく対処できれば、次の世代の新しい課題に向き合うことになるので、いくつになっても人は成長するというものだ。年をとるという数字の積み重ねを成長と呼ぶのではなく、課題に向き合い乗り越えることを成長と呼ぶことの中に、何らかの学習が伴うことが内包されている。

学習とは、新しい知識を学んだり多くの物事を暗記したりするということだけではない。経験を意味あるものとして積み重ねることや、社会とのつながりをうまく機能させることなども含まれるだろう。先の報告書によると、学びは「それを契機に、実際の活動に繋がったり、活動の中から学習テーマが浮かび上がってきたりといった作用をもつとともに、学習や活動を通して得た経験を『教える』側でも生かす等、個人を成長させる力をもつ」と考えられている。つまり、学習は次の学習を生み出し、有機的な作用を社会の中でもつということである。

援助専門職しての看護師

どの人にもそれなりの成長の仕方があるわけだが、ここでは専門職が成長する上での学習を考えてみたい。単純に考えれば、専門職とは何らかの専門性をもっているから専門職と呼ばれる。移ろいゆく社会の中で常に専門職だと呼ばれ続けるためには、その専門性を変化に耐えうるように磨いておかなければならない。変えてはいけないものを残しながら、社会の情勢やニーズを把握し、柔軟に対応できるための備えがいる。

看護者は、ソーシャルワーカーやカウンセラーなどと同じく、専門職の中でも**援助専門職**と呼ばれている。援助専門職とは、人間の問題に関わり、人々が自分自身と他者、あるいは自分が生きている世界との間により効果的な関係を作れるように助ける仕事だとされている[4)]。その場で相手に対応することが求められるために、問題解決の道具は自分自身である。料理人が常にまな板を清潔に保ち、包丁を砥ぎ、鍋を磨いているのと同じように、援助者自身が道具であるということは、援助する自分を常に最高の状態にしておかなければならない。その自分という道具を使ってどうすれば他者への援助が効果的にできるのかを模索する。つまり、他者への援助をとおして自分の探求と発見が行なわれる。看護者にとっては、看護をすること自体が学習なのである。第3章§13で、**プロフェッションフッド**いう概念を紹介したが、その下位概念の一つに“自己実現・自己成長”というのがある。具体的なインタビューデータを拾い出してみると、

・「私にとっての看護は、自分をみつめたりとか、人間はどういう存在なのかっていうのを考えるための手段、そんなふうに思っています」
・「すごく人生の勉強をさせられるんです。いろいろ。自分が役に立っているというよりは、どっちかって言うと、世話をしながら自分たちが成長していっているみたいな感覚をどうしても受けてしまうんです」
・「確かに看護師として援助していくこともありますよ。でも、解熱剤を渡したりとかっていうことは、わずかなことじゃないですか。そんなことより、渡した後の患者さんの生きていくプロセスを見せてもらっている。それがすごい学びです」

といった言葉が聞かれる。このことからも、看護を通して育つという感

覚を看護師がもっていることがわかる。

自らの多様性

看護師は、患者や家族へのケアを通して人の生き方を学び、疾病と人体の関係や疾病に伴う心理状態の変化を学ぶ。しかし、自分流の学び方では何かに欠けると思ったり、自分の感じたことにもっと意味づけをしたいと感じたりしたときには、現場で学ぶこと以外の学び方もある。代表的なものは、研修と進学だ。

研修は、その多くが、看護部あるいは教育委員会によって立てられた年間スケジュールに沿って運営されていく。ある研究会で看護師の院内研修のことが話題にのぼったときに、「最近の人たちは研修のありがたみを感じていない」という手厳しい発言をされた方がいた。その方の表現を借りれば、「今の研修をみていると、今日は幕の内、明日はうな重、明後日はステーキといった具合においしいものばかりが並んでいる。いつも何か準備されていて、並んでいるのが当たり前になっている。看護師たちは、受けたい研修が何なのかわからずに、食べさせられてばかりいる。昔は、もっとハングリーだった」ということだ。

たしかに、研修はお膳立てされているものが多いために、受けなければならないものだという束縛感を感じさせることがある。その反省から、必須研修と選択研修に分け、前者は必ず受けなければならないが、後者は興味をもった人だけが受けられるという制度にしているところもある。研修は組織のニーズに合わせて適宜行なわれているので、どちらかというとすぐに役立つことや、現場に直結する問題が扱われる。

それに比べて、進学して学ぶというのは、より能動的であり、その成果はすぐに出ないことの方が多い。大学への進学を例にとってみよう。ご存知のように看護系大学の数は急増した。平成19年度の日本看護系大学協議会総会の資料を見れば、158校が加盟しているという（国立42校・公立43校・私立72校・省庁大学1校）。長らく国内に11校しかなったという状況から考えると、飛躍的な増加である。一つの都道府県で10以上の大学を有するところもあり、まだ増え続けているのが現状だ。11校しかなかった頃には、「看護師がそんなに頭でっかちになってどうするんだ」という医師からの冷ややかな反応がみられたものだが、今ではまったくそんな言葉は聞かれなくなった。

大学で学ぶことにはいろんな意義がある。私見を述べると、可能性を広げることと多様性を楽しむことだろうと思う。大学は、課題を解決する場というよりは、むしろ課題をみつける場だ。現象を追究すればするほど新たな課題が見えてくる。それを追うことで潜在能力が開花することもあるし、自らの可能性に気づくこともある。知らないことを知っていく喜びもある。先達の智恵がたくさん詰まった書物や、教員や同級生と語らうことの刺激がその可能性をどんどん広げていく。だから、いつも患者や職場の問題解決を求められている看護師が、答え探しの旅ではなく、必ずしも正解があるとは限らない旅を大学で楽しむことができる。

学びの壁の越え方

学ぶことは未来を感じさせる。Learning takes place in the learner.（学ぶ人の中に学習は生じる）これは、誰か偉い人の言葉なのかもしれないが、筆者はかつての同僚でメンターとして尊敬しているパトリシア・アンダーウッド先生からこの言葉を教わった。いくら教える側が一生懸命になっても、相手が教えられるのなんてまっぴらゴメンだと思っていれば、そこに学びは生じない。基本的には、学習は自発的な行動であることが理想的だ。どうしてもっと勉強しておかなかったのだろうかとか、このことをきちんと説明できるようになりたいという自発的な学習意欲がある人の中には、乾いたスポンジが水を吸収するかのごとく学びが浸透していく。

学びたいという気持ちは誰にもとめられない。大学院で教えていた頃、入学してきた学生に対し、最初のガイダンスで「学ぶことに貪欲になって楽しみなさい」と言っていた。入学理由は人それぞれだが、学ぶ気持ちの尊さは、皆同じだ。人生の中で、一定期間学ぶ環境に身を置くことを選択したのだから、必死で勉強してその選択を楽しみなさいという気持ちで伝えていた。そして、それを忘れないように、ときどき思いついたように学生に対して「賢くなった？」と聞くことにしていた。大概の学生はニヤリと笑いながら首を振るが、前回聞かれたときよりも自分が賢くなったかどうかを一瞬でも考えるようだった。

常に自分を磨いておくことを求められる専門職が、行き詰まりを感じることはあるだろう。それを壁と呼ぶならば、その壁をよじ登ろうとするのではなく、また背を向けて引き返すのでもなく、壁を楽しもうと思えるのが学びの力のように思う。学びに定型はない。いろんな学び方、学ぶ場所、学ぶチャンス、学ぶ内容があってキャリアが肉付けされていく。

引用文献

1）女性の多様なキャリアを支援するための懇談会（2003年10月3日），「多様なキャリアが社会を変える」第2次報告（女性のキャリアと生涯学習の関わりから），(http://www.mext.go.jp/b_menu/shingi/chousa/shougai/008/toushin/03101401/002.htm 平成18年10月24日現在）.
2）Levinson, D.J. : The Seasons of a Man's Life, The Sterling LordAgency, Inc., 1978. 南博訳：ライフサイクルの心理学上・下，講談社学術文庫，1992.
3）Erikson, E.H. : The Life Cycle Completed, A Review. NY, Norton, 1982. 村瀬孝雄・近藤邦夫訳：ライフサイクル―その完結，みすず書房，1989.
4）Combs, A.W., Avila D.L., Purkey, W.W. : Helping Relationships；Basic Concepts for the Helping Professions, Allyn and Bacon, 1978. 大沢博・菅原由美子訳：援助関係―援助専門職のための基本概念，ブレーン出版，1985.

§22

起　業

[ひょんなことから社長になったある看護師の話]

まさか、自分が“社長”になるなんて、1年前には想像もできなかった。あれよあれよという間の出来事だった。人間についてもっと深く学びたいと思って大学を探し始めたのが2年前。哲学とか心理学とかを幅広く勉強したいっていう気持ちがあったから、文学部がいいのかなあって、そんな感じで大学案内を眺めてた。そうしたら、社会人の学習を助けるための14条特例っていう制度があることがわかった。この制度を使えば、看護師を辞めずに昼間は働いて、夜と土日中心に開講している授業をとれるというわけ。願ったりかなったりってこのことかと舞い上がっちゃった。

無事、入学できたし、外来への異動希望もかなえてもらったはいいけど、やっぱり勤務と学校を両立するのはかなりたいへんだった。それでも新しくいろんなことを学べるのが嬉しかった。そんななかで、本当に偶然選択した科目が「基礎経営学」だった。先生は、最初のガイダンスのときに「自分ならどんな経営をしたいのかをイメージしながらこの講義を聴いてほしい」と言われた。そんなこと言われても、一スタッフ看護師の立場で病院経営なんてできるわけないんだから、困るよなあっていうのが正直なところで、こんな科目は私が取るようなものじゃなかったんだって思った。

ところが講義を聞いているうちに、別に病院経営でなくてもいいんだってことに気づいたんだ。レストラン経営だって、駐車場経営だって、本屋の経営だっていいんだと思えば気が楽になった。在宅サービスでもいいし、託児所でもいい。そう思ったら講義が楽しくなってきて、後期には土曜日に開講している「起業論」っていうのを取ることにした。そこでのレポート課題が、ビジネスプラン、つまり事業計画書なるものを立てることだった。だから、否が応でも自分なりのビジネスを考えざるをえなくなったんだ。それが、今の会社の原型。クラスでの発表が先生の目をひいて、本当に起業してみないかという話になった。先生からは立ち上げを支援する団体をいろいろ教えてもらうことができた。それに、追い風って吹くもんで、会社法が変わった。会社を作りやすくなったんだ。まだ設立２か月の会社だけど、さすがに３足のわらじはしんどいから、病院は辞めようと思っている。

「生活を豊かにする」という看護の視点

「看護の視点は、社会のどこででも通用する」―そう確信を持って言えるのは、看護が人の生活に深く関わる仕事だからだ。看護は人のいるところには必ずついてまわるし、人がこの世からいなくならない限り、看護がなくなることはない。看護技術、看護理論、看護観。看護者が人をみるときには、そういったものを全身から編み出して表現する。何ができるかは一人ひとり違うけれど、人の生活のいろいろな場所に、隙間を埋め尽くすように入り込むことができる。

たとえば、見た目のデザインが斬新で素敵な椅子があったとしよう。でも、腰痛の人には向かないなとか、背もたれがやけに深いけど慢性呼吸不全の人にはどんなクッションを当てればいいだろうかと考えることがある。ペットボトルを開けるときには、右麻痺の人が開けるには不親切な構造だなとか、指先に力のない高齢者に開けられるだろうかとか、一日中持ち歩いていて口部から細菌が繁殖しないだろうかと心配してしまう。駅構内のトイレを使うときには、これじゃあ車椅子の人は無理だなと思うことがある。もちろん、四六時中そんなことを考えているわけではないが、そういう目を持っていることは確かだ。さすれば、そんな目をもっと社会に生かす手立てはないだろうか。

看護は人の生死や生活に密着しているのだから、看護実践を通して培った知識やスキルは、“病人をケアする”という看護サービスの一般的な考え方から、“生活を豊かにする”あるいは“生活をデザインする”というより広い視点に転換させられるのではないだろうか。看護者が、日ごろ使っている“看護”をもっと広く社会の中で使えば、斬新なアイデアのもとに様々な形で社会に貢献することができるのではないか。

病院と看護師

ところが、看護師は病人をケアするというパラダイムからなかなか脱却できない。それもそのはず、全国の就労看護師約 76 万人のうち病院勤務者は 76.6% を占めており、診療所勤務者（11.1%）、訪問看護ステーション勤務者（3.0%）などその他の就労者を合わせると、大半が医療機関に雇用されているからだ[1)]。

免許は持っているものの就労していない看護師は、“**潜在看護師**”という呼称をつけられており、全国に 55 万人もいると言われている。現場復帰したくても、数年のブランクがあるために技術が伴わなくなったという不安を持つ潜在看護師もいるため、各都道府県では、そのような看護師に対する研修などを企画実施している。しかし、思うように参画者の数字が伸びていないようだ。その背景には、もっと根本的なところでつまずいている様子がうかがい知れる。それは、「結婚する前は看護師してたんです」とか、「子どもが大きくなったら、看護師として復帰できたらいいなと思っているんですけど……」といった看護師自身の表現に代表される。現行制度においては、看護師は終身免許なのだから、免許を返還しない限り看護師であり続けるはずだ。それなのに、組織を離れたら看護師ではなくなるような表現をするのは、看護師は組織の中で雇われて働く人という意識が看護師自身の中にあるからだろう。いったん医療機関を離れたら看護師ではなくなってしまうようなそんな風潮があるため、現場に呼び戻すのが困難なのだ。だから、心理的に看護師でなくなってしまわないうちに呼び戻す策を講じなければならない。

そこで、組織を離れても看護の視点で自らのキャリアを考え続けられる一つの捉え方として「**起業**」の概念をもっと導入してみたい。そうすれば、組織を辞しても、これまでの経験を活かした看護サービス活動の展開が可能であることを、看護者が意識できるだろう。組織に所属することにとらわれないキャリアの可能性は、看護者の潜在的能力を刺激し、自分のライフスタイルに合った看護の展開を可能にするという意味で、モチベーションの向上にもつながると思われる。

起業した人たち

そう思って起業した看護師を探すと、結構いるものである。彼女たちの働く形態はさまざまで、病院でパートタイム看護師をしながら週のうちの決まった時間を会社経営に費やしている人、NPOとして組織を立ち上げている人、株式会社化して社長となっている人などである。

これまで何人もの起業看護師に会ってきた。彼女たちが起業したきっかけは次のようなものだ。看護師として働く中でひらめくものがあって起業のきっかけをつかんだ、大学や大学院で経営関係の講義を受講し起業に触発された、元々起業ナースのもとで働いていて自分も起業したなどなど。でも、最初から起業することが目的で看護師になったという人はいなかった。皆、看護者として働いていたときの何かが起業のアイデアとなり、それを何らかのきっかけで発表したときに、誰かの目にとまり、評価されるようになっている。いくつか例を紹介しよう。

（株）Kid's powerの代表取締役社長・江口博美さんは、発達障害を持つ子どもへの支援を行なっている。起業のきっかけは、編入した看護大学在学中に単位互換制度を持つ経営学部の「ベンチャー起業論」をとったことだった。そこで作った仮想ビジネスプランが事業の新規性・社会貢献の高さにおいて好評価を得、公的機関からの資金援助を受けて会社を立ち上げた。

株式会社Medical CUBICの代表取締役・深澤優子さんは、大学院でMBAを取得。そこで、某会社のオーナーから新規事業立ち上げの声がかかったという。今は、医療専門職の人材派遣や人材育成等を手がけている。

オフィスひだまりの代表取締役・笹谷洋子さんは、企業で保健指導していた経験を持つ産業保健師。専業主婦をしながら大学で経営学を学び、その後、中小企業に保健指導に出かけていったのがきっかけで、新しいビジネスモデルを作り上げ、会社を興すことに。

こうして並べるとわかるように、皆どこかの時点でビジネスの勉強をしていることも共通している。起業した看護者の中には、後からビジネスの勉強を始めた方もいたが、独学や講習会参加なども含めて、何らかの形でビジネススキルを習得するため努力を行なっている。

起業家の要件

起業にはリスクが伴う。そのため、誰もが起業できるわけではないし、誰もが成功するわけでもない。§ 2で紹介したキャリア・アンカーという考え方を思い出してほしい。看護者に限らず、一般的に8つのキャリア・アンカーのうち、**起業家精神**をアンカーにする人が比較的少ないことが明らかになっている[2)]。それでは、どのような人が看護起業家になりうるのかというと、ICN（国際看護師協会）が2004年に出したガイドライン[3)]に要件が記載されている（表16）。

［表16］ 看護起業者の要件

個人的な資質	プロとしての資質
・強い自己イメージ、自分に対する自信、そして達成意欲をもっている ・リスクを恐れない ・創造的で率先して物事を進める ・ビジョンがある ・自己鍛錬ができる ・自立的で目標志向的である ・失敗、あいまいさ、不確かさに対処できる ・高潔、責任感、忍耐、情熱を示す ・まとめることや計画することが得意である ・積極的である	・3年から15年くらいの仕事経験を有する ・基礎教育以上の教育を受けている ・コミュニケーション、交渉力、マーケティング、時間管理、広告宣伝、会計に関するスキルをもつ ・法律、保険、助成金、税金などに関する知識を持つ

表に書かれている内容をみると、とても私になんてなれないと尻ごみする人たちも出てくるかもしれない。確かに、生半可な気持ちで起業がうまくいくはずもないが、この表にあるような個人的資質を持っている看護者も大勢いるはずである。そこに右欄のようなビジネススキルが伴えば起業の可能性はぐんと強まる。

組織を離れて完全に起業するのはちょっと……という方には**組織内起業**という考え方もある。一般的に起業というと、組織を離れて独立するイメージが強い。そのため、自由度は大きいが、失敗したときのダメージを考えると、リスクを自らの責任でどこまで背負えるのかが常に課題となる。組織内起業というのは、組織がすでに持っている資源（人、もの、金、技術など）を活用しながら、組織内で新たな事業（ビジネス）を創出していくことをいう。自由度は少なくなるが、既存資源を活用できるメリットは大きい。ただし、組織側の支援が欠かせないのは言うまでもない。

社会に還元する看護

新たな事業を起こすという言葉の響きは、臨床の現場では聞きなれないだけに、何かとてつもなく大きなことをしなくてはいけないと思われそうだ。しかし、最初のアイデアはごく身近にある。欧米の例だが、実習で使う人体模型や使い捨て喀痰バックの開発が、看護者によって行なわれているし[4)]、絵柄付き、あるいはカラフルなユニフォームを販売するSCRUBS社は、白衣に飽き足らないと感じた看護師が設立している[5)]。

そもそも日本は起業活動が低い国である。18歳から64歳までの起業活動の国際比較をみると、37カ国中、日本はなんと最下位だ[6)]。それに輪をかけて、日本の看護者は社会に飛び出し自らのアイデアを活用することには躊躇がみられる。その理由として、組織内雇用が前提になっている看護者にとって、アイデアは自分だけのものではなく皆（病棟）のものだという考え方があることや[7)]、自分のアイデアが簡単に他人や企業に使われても気にならないという**知的所有権**の意識の乏しさなどが考えられる。

しかし、もしも看護が培ってきた知恵や経験や技術がもっと広く社会に還元できれば、きっと人々の生活を豊かにできるはずだ。総務省の調査によれば、創業希望者は高学歴の若年男性に多いが、実際に創業に至るのは、学歴は高くなくても中高年の女性に多いことが明らかになっている[8]。女性が創業を困難だと感じる理由の一つは、経営に必要な知識の不足である[9]。看護者であっても、経営の知識を得る機会があれば、年齢や性別に関わらず起業の可能性があることはすでに複数の事例で示したとおりだ。

自らのキャリアを豊かにし、看護の力を社会に示すのに起業をする看護者がもっと増えていいと思う。

引用文献

1）厚生労働省データベースシステム：厚生統計要覧，第2編第2章の第2−51表より（http://wwwdbtk.mhlw.go.jp/toukei/youran/data17k/2-51.xls）

2）特定非営利活動法人・日本キャリア・カウンセリング学会：キャリア開発とキャリア意識の現状に関する調査報告，P.12，2006.

3）International Council of Nurses : Guidelines on the Nurse Entre, Intrapreneur Providing Nursing Service, P.24–25, 2004.

4）Hiestand, W. C. : Think Different; Inventions and innovations by nurses, 1850 to 1950, American Journal of Nursing, 100(20) P.72–77, 2000.

5）Joseph H. Boyett, Jimmie T. Boyett : The Guru Guide to Entrepreneur ship; A Concise Guide to the Best Ideas from the World's Top Entrepreneurs, John Wiley & Sons, Inc., 2001. 加登豊・金井壽宏監訳，大川修二訳：経営パワー大全，日本経済新聞社，P.53，2003.

6）Neck, H. M., Zacharakis, A. L., Bygrave, W.D., Reynolds, P. D. : Global Entrepreneurship Monitor; National entrepreneurship assessment, United States of America, 2002 Executive report, Babson College, Kauffman foundation, 2002.

7）水谷明日香，花井理紗，勝原裕美子：看護職から生まれるアイディアの社会還元と知的所有権の意義，第8回日本看護管理学会年次大会講演抄録集，P.228−229，2004.

8）総務省：就業構造基本調査，1997.（http://www.meti.go.jp/hakusho/chusyo/H14/02-01-01-01.html）

9）中小企業庁：創業環境に関する実態調査，2002年版中小企業白書，第2−1−13図，2001.（http://www.chusho.meti.go.jp/pamflet/hakusyo/h14/index.html）

第６章

フェイズⅤ　看護の継承

6

これまでは、ほとんどクローズアップされることのなかった中高年看護師のキャリア。生涯発達の視点から言えば、中高年だってキャリアの途上。キャリア後期に果たす役割はたくさんある。なぜ、中高年がこれまで注目されなかったのか。これから何に注目していかなければならないのか。

§ 23

中高年のキャリア

[師長昇格目前のある主任の話]

主任になって4年。もう40歳を過ぎた。認定看護管理者教育のファーストレベル研修を受けたのは3年前だったなあ。このままいったら、多分、来年か再来年あたりには師長になると思う。うちの病院では師長になるのは40過ぎてからだから、別に早くも遅くもないけれど、ファーストに行ったら、他の病院では同じくらいの年でもう師長をしてるっていう人たちが結構いたんでびっくりした。よく若いのに管理者引き受けたなあって。その人たちに言わせると、「他になる人がいなかったからよ」ってことなんだろうけど、グループワークなんかで発言とか聞いてると、やっぱり師長らしい発言だなあって思うから、素直にすごいと思った。

考えてみれば、20代の頃は、主任とか師長とかになるのは絶対いやだって思ってた。会議に出たり勤務表作ったりとかに追われるのは向いてないし、患者さんのそばにいる方が楽しいって思ってた。師長が代わるたびに、スタッフ間で「今度の師長は……」って何かにつけ話のネタにされるし、管理者は“いい管理者”であることが当たり前で、ちょっとうまく病棟がまわらなかったりするとすぐに突き上げに遭う。そんなのぜったいイヤ。だから、やりたい人が管理者をやればいいって無関心だった。

だけど、そのうちなんだか知らないけど、主任業務をするのが当たり前のように思えてきた。それは徐々にとしか言いようがないんだけど。たぶん、若い時みたいに、どんどん新しいことを吸収するということはなくなって、それよりも、教える立場に立つことが多くなったことが関係するかもしれない。それに、年齢的に落ち着いてきたというか、気がついたらいろんなことに動じなくなったり、キャパが増えたような感じがする。だから、今は、師長になることって特別の感慨もない代わりに、嫌でもない。受け止めなきゃいけないことだと思えている。

不可欠な中高年へのキャリア支援

看護師の高齢化という言葉を初めて聞いたのは、1990年代の半ばだった。不景気の中、特に地方の病院では看護師が辞めなくなり、現役の平均年齢が上がってきたという。当時は、少子高齢化社会を迎えたことが、医療問題のみならず、年金問題や労働力の低下などの多岐にわたって影響を及ぼすことを国民が自覚してきた時期だった。日本の人口が高齢化しているのだから、看護師が高齢化しても一向におかしくはない。しかし、その当時耳にした「看護師の高齢化」とう言葉は、どこか滑稽だった。白衣の上に皺くちゃの顔がのっかり、白髪混じりのひっつめ髪をナースキャップで覆った（当時はまだナースキャップがユニフォームだった）人たちが病棟中を走り回っているのを想像してみたが、それがあまりにも非現実的に思えたからだと思う。

しかし、その後すぐに、米国での看護師の高齢化の話題がクローズアップされるようになり、平均年齢が45歳とも48歳ともいう現状を聞くにつれ、笑い話ではなくなった。日本では、2006年に日本看護協会から報告された資料によると、1985年に34.4歳だった看護師の平均年齢は徐々に上がり、2005年には37.9歳となっている[1)]。米国ほどの高齢化ではないにしろ、確実に年齢は上がってきている。

看護師はその多くが女性であり、結婚や出産というライフ・イベントを機に最初の職場を辞める傾向がある。そのため、定年まで勤め上げることを前提にしたキャリア・パス（経路）やキャリア・プログラムが職場内に用意されているわけではない。しかし、平均年齢が上がるということは、これまでのように、若い人たちを育てればなんとかなるというだけではなく、中年、高年を迎える看護師へのキャリア支援が不可欠になることを意味する。

超えるべき中高年の危機

あらためて**中年**の定義を探してみたが、何歳から何歳までを中年と呼ぶかに定説はないようだ。広辞苑では40歳前後となっているが、40歳から64歳までとするものや、開始を35歳とするものなどさまざまである。いずれにせよ、その字面が示すように、人生を80数年としたときの「中央」、「真ん中」あたりから少し先までと考えてよいだろう。

「真ん中」は、前後があってこその真ん中だ。生涯発達論では、前と後とをつなぐ位置づけとしてのミドルの**発達課題**がある。発達段階を8つに分けた**エリクソン**の**漸進説**では、第7段階にあたるこの時期は、**世代性**と**自己耽溺**が発達課題となっている[2)]。世代性（generativity）は生殖性とも訳されるが、新たなもの生み出すことや、子どもや後輩など次世代の成長を助けることで、自分から次への橋渡しをうまく行なうことを意味している。シャインは、具体的にこの時期はさまざまな助言の責任を引き受けるという課題が発生すると述べている（表17）[3)]。若いときには教

［表17］　シャインによる中年期の助言者役割

- ○ 教師・コーチ・あるいは訓練者としての助言者（どうすればよいのかを教える）
- ○ 肯定的な役割モデルとしての助言者（手本を示す）
- ○ 才能の開発者としての助言者（やりがいのある仕事を与える）
- ○ 門戸開放者としての助言者（年下に機会を与えるために、年上と闘う）
- ○ 保護者としての助言者（見守る）
- ○ 後継者としての助言者（年下の評判を上げて目立たせる）
- ○ 成功したリーダーとしての助言者（自らの成功を通して年下も成功に導く）

文献3）より筆者が作成

えられる方が主であったが、次第に同僚に対して教える側、助言する側に立場が変わっていく時期なのである。しかし、この課題にうまく向き合えないと、自分のためだけにエネルギーを使い、自己像に溺れて（自己耽溺）、停滞してしまう。

このような中年期には、顕著な心身の変化が見られる。岡本は「中年期危機面接」を実施し、中年期における４つの否定的な心理的変化の特徴を整理している[4]。

1）身体感覚の変化……体力・気力の低下を自覚する。それによって、アイデンティティの基盤が脅かされ、アイデンティティを再認識する。面接対象のすべての人がこの反応を示している。
2）時間的展望のせばまりと逆転…残された時間の少なさ、新しいことを始めるのにはもう遅いという感覚などを意識し始める。あと何年生きられるかといった逆算に基づく生き方の見直しが起きる。
3）生産性における限界感の認識…今後どれだけの仕事成果を残すことができるのかといった、自分の限界を痛切に感じる。
4）老いと死への不安…老いという現実に向き合いながら死を意識するようになる。

岡本の言葉を借りれば、中年期には自己の有限性が自覚されることで、「自分の人生はこれでよかったのか。本当に自分のやりたいことは何なのかという自己の生き方、あり方そのものについての内省と問い直しをせまる。」（P.62）ただし、同じ面接調査の中で、「自己確立感・安定感の増大」という肯定的な心理的変化の側面も明らかにされている。自分らしさを大事にできたり、自分の仕事や生き方を受け止められたりするのも中年期の特徴とされている。

元気なミドルと“寝たきり看護師”

40代半ばになると、元気なミドルと疲れたミドルの二極分化が起きる[5]と言われている。元気だとされるミドルは、先に挙げたエリクソンによる発達課題を含め、レビンソンの二項対立的な4つの葛藤感情（若さと老い、男らしさと女らしさ、創造と破壊、愛着と分離）[6]をうまくクリアーしている人のようだ。

そういえば、看護の世界でも、経験から発せられる判断力と確実さ、スキルの熟達が放つ存在感、角のとれた柔らかな包容力など、調和のとれた態度や行動をとる中年看護師は、魅力的なエネルギーを放っている。他方、仕事で大きな失敗するわけではないが、なんとなく職場に来て、つつがなく勤務が終わるのを待ち、時間が来たら帰宅する人もいる。向上心や積極性とはまるで無縁に思われるこのような看護師を、誰が名づけたのかは知らないが“寝たきり看護師”と呼ぶらしい。

兵庫県にある三木市民病院では、以前看護部長をされていた多羅尾美智子さんが、そのような“寝たきり看護師”をなくすための仕組みを作った。多羅尾さんは、さほど仕事に積極的ではない卒業後20年以上経つ看護者たちに対して、「せっかく素晴らしい経験を重ねてきても、それを活かそうとしなければただの埃まみれの石と同じ。だけども、そういった経験や智恵は磨けば磨くほどダイヤモンドのように素晴らしい光を放つはず。みんなは本来ダイヤモンドなんです」と思いをぶつけ、ダイヤモンド研修を作った。

この話は何度も多羅尾さんご本人から直接うかがっており、その都度感動を覚えるのだが、そのダイヤモンド研修でまさに石がダイヤモンドに変わるように中高年看護師が活き活きし始めたというのだ。その後、15–19年目のナースを対象にしたエメラルド研修が、10–14年目にはサファイヤ研修が作られている。現役時代、多羅尾さんが「うちの看護部は宝石箱」とよくおっしゃっていたが、三木市民病院のホームページ[7]をみると、今でもその宝石箱が大事に引き継がれていることがわかる。

ダイヤモンド研修やエメラルド研修の目的の一つは、ベテラン看護師としての立場・役割を認識し、所属に貢献できることとなっている。ベテランとしての位置づけが自分にも周囲にも認識される仕組みになっていることがわかる。また、研修の目標の一つには、キャリア開発の必要性を理解し、自己のキャリアプランが立案できるとあり、20年選手であってもキャリアプランを作り続けることが奨励されている。

中年期の元気とは、はじける躍動感や、すばやい身のこなしや、不眠に勝つ体力や、驚異的な記憶力が前面に出ていた若い時の元気とは異なる。力を抜くべきところを抜いた（抜かざるを得ない）より自然体に近い状態にいながら、全体を把握し、要所々々はきちんと押さえ、自分のためだけでなく場全体を盛り上げるようなそんなイメージがある。“中年”という言葉そのものにつきまとうネガティブな感じを払拭するような、働いていることが楽しいというメッセージが所作や言葉からあふれているような人に出会うと、周りも元気になる。

もしも、発達課題にうまく対応できるか否かが、元気なミドルと疲れたミドルを分けるのだとすれば、看護師は圧倒的に前者になりうる仕事だと思う。なぜなら、エリクソンのいう世代性（生殖性）と自己耽溺（停滞）という２つの課題をうまく乗り越えると、ケア（世話）という徳が備わるとされているが、そもそも看護師はケアを仕事としているからだ。

発達心理学では、課題を乗り越えたら徳が身に付くという順序だが、その“「逆」も真なり”かどうかはわからない。つまり、ケアができるからといって、発達課題を乗り超えられるかどうかはわからない。しかし、看護とは、患者がもつ本来の能力を信じ、傷病体験後の患者の新たな（以前とは異なる）生活を心身共に支えることをケアと呼ぶ仕事だ。患者が、傷病前の自分に停滞してしまわぬように見守り、指導し、自尊心の回復を援助している。患者は、疾病体験によって、自己の身体の弱さ、生命の限界、本当に大切だと思えるものへの感謝などを感じ、生きることの意味を自分に問いかける。ナースは、そういった患者が苦しみや痛みを背負いながら未来に向かうこと、新しい人生を引き受けること、今の自分を受け止めることを日々援助している。それが仕事として自然にできるのであれば、自分自身の世代性に対してもうまく乗り越える可能性は多分にあると思う。患者を大事に思う気持ちと同じように、同僚や自分を大事にすることはきっとできるはずだ。

管理者への移行

中年期にある看護師には、管理者になることを選択するかどうかというキャリア上の大きな問題が浮上する。かつては、臨床能力に長けた看護師を評価し、それに見合ったキャリア・パスを用意するということがほとんどできなかった。そのため、その実力を認められることは、すなわち管理職に就くことであった。しかし、専門看護師、認定看護師などの認定制度ができたり、看護師がリスクマネジャーになることが期待されたりするなど、管理者になる以外の経路が整備され始めた。また、それらに先んじて、体系的な教育を受けた看護管理者の育成が重要だという厚生省（当時）の見解を受けて、1993年より認定看護管理者ファーストレベル教育が開始された。さらに、医療機関によっては、管理者登用試験が導入され、自らの意思で管理者を希望するかどうかを決められるようになった。管理者へのキャリア・パス、管理者以外へのキャリア・パスの双方が、この10数年の間で急速に整備されてきた感がある。かつては、管理者になりたくなかったのにならされたという言葉をよく聞いたが、最近耳にしなくなったのは気のせいばかりではあるまい。

かつて、ある研究会で、管理者への登用について複数の看護部長と議論したことがある。「なぜ、自分は管理者には向いていないといって断る人をわざわざ師長にするのか。管理者になりたいという人になってもらわなければ、部下が迷惑するのではないか」という問いに対し、ある部長の答えはこうだった。「優れた看護師が使う能力と、優れた管理者が使う能力は、本質的には同じです。必要なことを見極める能力や、判断して意思決定する力が管理者には必要だけれど、それは患者マネジメントにも言えること。だから、優秀な看護師の中から管理者を選ぶのは自然なことです」と。

その部長の言葉に、多くの部長がうなずいていた。認定看護管理者教育制度ができたとはいえ、結局は制度ができる前と同じような人、すなわち臨床能力に長けた人が次の管理者として選ばれているのかもしれない。異なるのは、管理者になるかどうかも含めて、優秀な看護師が自分の意思でキャリア・パスを選択できるように、選択肢の幅が広がったことである。ミドルを生きるナースにとって、多様な活躍ぶりを示す機会が増えたことは、好ましいことだ。

引用・参考文献

1）日本看護協会：2005 年看護職員実態調査結果概要（速報），日本看護協会ニュースリリース，2006 年 7 月 5 日．

2）Erikson, E. H. : The Life Cycle Completed, A Review, Norton, NY, 1982. 村瀬孝雄・近藤邦夫訳，ライフサイクル―その完結，みすず書房，1989.

3）Schein, E. H. : Career Dynamics; Matching Individual and Organizational Needs, Addison-Wesley, 1978. 二村敏子・三善勝代訳：キャリア・ダイナミクス，白桃書房，P.206–208, 1991.

4）岡本祐子編著：アイデンティティ生涯発達論の射程，ミネルヴァ書房，P.60–62, 2002.

5）金井壽宏：働くひとのためのキャリア・デザイン，PHP 新書，P.225, 2002.

6）Daniel J. Levinson : The Seasons of Men'Life, Knopf, NY. 南博訳；ライフサイクルの心理学上・下，講談社，1992.

7）http://www2.city.miki.lg.jp/miki.nsf/39f1c87d0d44690349256b000025811d/f4955d47beb631ac49256c5e00243e1e?OpenDocument（平成 19 年9月6日時点）

§ 24

引　退

[定年を目前にしたある看護部長の話]

思えば40年間、現場一筋でやってきた。昨今の医療事故報道や病院再編問題などを考えると、大きな事故も事件もなくここまで来られたのは、ラッキーだったからだろうって思う。33歳で師長になって、40歳で副看護部長。前任者が突然辞めて私が部長をすることになったのが48歳のとき。なんと前の部長は50代半ばの結婚退職だった。それから12年。看護部長になった当初は、気負わないようにって自分に言い聞かせながら、前部長のやってたことを思い出して仕事をしてた。3年目くらいから少しゆとりが出たけれど、新しいことを次々こなすというタイプじゃないので、いろんなことをじっくり手がけてきたように思う。

だけど、周囲は、私のことをきっと毒にも薬にもならない存在くらいにしか思ってないんじゃないかな。無難に看護部長こなしてるって、多分そんなふうに見えると思う。何事もなく無難にこなすことって結構難しいんだけど、それだと評価されないのはわかってる。近くの病院には、看護協会の役員とかしていて、とっても目立った活躍をしてる部長さんもいる。だけど、私は無難にこなすことが大事だと思ってきたからこれでいい。別に、自分の姿をモデルにしてほしいなんて思ってない。反面教師にしてくれたっていいし、批判してくれてもいい。ただ、私なりに私のやり方で看護を大事に思い、看護師たちを大切にし、そして病院の発展をいつも願っていたことを理解してくれる人が、次を引き継いでくれれば、それでいいと思ってる。

中高年看護師のキャリア論

いよいよ最後のセクションとなった。本書では、病院勤めの一人の看護師が、入職してから出くわすであろうさまざまなイベントや現象をどのようにとらえてキャリアを重ねていくのかに着目してきた。新人時代から一人前になるまでの過程については厚みのある記述となったが、それ以降は一足飛びに最終セクションの引退のシーンにまで来てしまった。中高年看護師のキャリアについて、これまで何が語られているのかを調べようとしたが、その種の研究や論述が極めて少ないことに気づき、どうしても世代ごとの記述を均等にできなかったのだ。でも、それがなぜだか考えた。そして、3つの理由に行き着いた。

1．中高年看護師の絶対数が少ないため、話題に上らない。
2．中高年看護師のキャリアは、すでに“出来上がっている”と思われている。あえて取り上げたところで、面白みがないと捉えられている可能性がある。
3．キャリアの研究者自身が若く、自分よりずっと年配のキャリアに興味を抱きにくい。

これら3つが当たっているかどうかを証明する方法はない。だから当たっていると仮定して、話を進めることにしよう。

少ない中高年看護師——実は37%が中高年

中高年看護師の絶対数は少ないのだろうか。確かに、病院勤務の看護師全体の中で中高年看護師が占める割合は少ない。厚生労働省のデータでも、病院勤務看護師の総数約76万人のうち、29歳未満と30歳代が約24万人ずつを占め、合わせて全体の約63%という数値が示されている[1)]。しかし、残りの37%が40歳以上（40歳代が約18万人、50歳代が約9万人）であることを考えると、それを少数派だと言い切ることはできない。現場で出くわす看護師に若い人が多いというイメージがあるだけであって、実際には、これだけの中高年看護師が第一線にいる。だから、もっと彼（女）らのキャリアが議論されてしかるべきだ。

中高年になると、キャリア・パスも少なくなり、だいたいどのような専門領域で活動するのかが定まってくる。しかし、第１章§１でも紹介したように、ホールはキャリアを「人の生涯にわたり、仕事に関連した諸処の体験や活動を通して、個人が自覚しうる態度や行動のつながり」[2)] だと言っている。そうであれば、どのようにその専門領域の看護を引き受けているのか、そこまでに至るにどのようなプロセスがあったのかに興味がわく。また、生涯発達の視点に立てば、中高年看護師が、それまでの諸経験や諸活動をどのようにとらえ、またそれらをどのように継承していくのかは重要なテーマになると考えられる。

出来上がりはない

中高年看護師は、出来上がりなのだろうか。前セクションで紹介したダイヤモンド研修が成果を上げたように、中高年だからといって、そのキャリアに出来上がりとか仕上がりという表現を用いることは､適切ではない。長年の積み重ねによって、人としての成熟のみならず、看護実践や看護管理に関して確固たる価値観を形成したり、その人ならではの方法を確立したりしていることはあるだろう。しかし、本人も周囲も、もう出来上がりだと思ってしまうと、そこまでだ。豊富な経験やゆるぎない価値観があるからこそ、それを自信に変えて、さらに伸びていく可能性がある。そのことを自他ともに自覚すれば､「出来上がり」などということはない。

だからといって､いつまでも新たなことに挑戦し続けるとか､活動のペースを落とさずにい続けるのは難しい。自分の生き方や仕事の仕方を自分なりに引き受けていくときに、こういう私でいいのだという自分像を変えない人もいるだろう。それを維持し続けるのもキャリアのあり方だ。そういう生き方の人から学ぶこともたくさんあり、決して「出来上がり」ではない。出来上がりや仕上がりという言葉には､一丁上がりという響きがあり、もうその後がないかのように感じさせることが問題だ。病院勤務の 37％を占める中高年看護師がすべて“出来上がり”だったら、病院の将来はきわめて悲観的なものになってしまう。

中高年はキャリア研究の宝庫

若年看護師は、中高年のキャリアに関心がないのか。

もしかすると、今までは、この問いへの答えは「YES」だったかもしれない。しかし、もし、このまま中高年の看護師のキャリアに興味が持たれず語られないままだったら、看護師という仕事の魅力はどんどん薄れていくと思う。若い世代の人たちが、中高年になっても看護師を続けることに対してイメージができないからだ。

より若い世代の人たちが、看護という仕事を自分のキャリアの中に引き入れてもよいと思えるような体験話を、中高年看護師だったら両手いっぱいに語れることだろう。そういう視点で中高年の経験をみれば、キャリア研究の宝庫だと言いたくなる。是非とも、中高年看護師を対象にしたキャリア研究が増えてほしいものだ。

さまざまな引き際

「定年」あるいは「引退」という言葉は、目の前に定年や引退時期が押し迫った人にはどのように響くのだろうか。

ソネンフェルドは、5年間の年月日を費やし、アメリカ企業で著名な経営トップの中から、すでに引退した人たち50人と、その同僚や家族にインタビューを行なった。そして、インタビューデータに文献資料なども含めて体系的に分析した結果、絶対的な影響力と富をもっていたリーダーの引退プロセスには、次の4つの型があることが明らかになっている[3)]。

1）君主型経営者：自発的には引退したがらず、死亡や大病するか、社内クーデターで交代を迫られたときが引退時期となる。そのため、引退の準備は計画的に行なわない。

2）将軍型経営者：引退は、主体性や自尊心が損なわれてしまうかのように感じるストレスフルな出来事だととらえている。そのため、不承不承引退するものの、現役復帰を画策し続ける。

3）大使型経営者：きれいな引き際である。ただし、引退後も会社とゆるやかなつながりを持ち続け、後継者を支援するための助言や指南を与える。

4）知事型経営者：あっさりと引退し、新天地を開拓する。辞めた会社との関係を保つことはほとんどない。

経営トップが引退にまつわるストレスやジレンマを克服するためには、「英雄の名声」と「英雄の使命」と称される２つの障害を乗り越える必要がある[4)]。前者は、経営者の地位に付随する権力や威信を、あたかも経営者自身のものだと思う程度である。引退後は、肩書きやポジションのない一私人として生きていくために、これまでの名声からの脱却が必要となる。後者は、これまでやってきたことが、経営者として一生をかけた仕事であると思う程度をいう。たとえどんなに素晴らしい業績をあげていようとも、引退を前にしたときに、自分が決して不死身ではないということを認め、自分の力の及ぶ期間の限界を受け入れていかなければならない。

ソネンフェルドの研究対象は、米国の経営トップという日本の看護とは少しかけ離れた存在なので、一般的な日本人が定年を迎えることに焦点を移してみよう。2006年から2007年にかけてNHKで「飛び出せ！定年」という短い番組を毎週放映していた。それが、実におもしろいものだった。当然、おもしろくなるように、番組では特徴的な定年人生を選択していたのであろうが、いろんな定年の迎え方と定年後の生き方があるのだなあと感じ入った。

早期退職制度を利用することが一般的になってきたため、50歳代で組織を離れて生き方探しをする人は結構いる。就業している状態から非就業の状態になると、生活に対する満足度が低下するのではないかと予測されるが、「飛び出せ！定年」に出てくる団塊の世代の人たちをみていると、そうとばかりも言えない。みんなイキイキと定年後を楽しんでいた。

60歳代の男性を対象にした武谷の調査[5)]でも、生活満足度に影響を与えているのは就業ではなく、家族や友人との人間関係や余暇に対する満足度であることがわかっている。それらに満足していれば引退をそれほど抵抗なく受け止めていることが明らかになっている。同様に、会社依存度が低いほど、対人志向において自律的・孤高的な生活を望む独自志向が高いほど、夫婦一緒の行動やコミュニケーションが多いほど、さらには引退後の生活準備ができているほど、引退のとらえ方が肯定的だという調査報告[6]もある。そういえば、先の番組では引退した男性を中心に据えているものの、たいがいその妻の夫の生き方に対するポジティブな見解や見事なサポートぶりが紹介されていた。キャリアを考えるときには、仕事のみならず、プライベートな生活や家族も大事にしてバランスをとることが重要だといったシャインの見解をはっきりと裏付けている[7]。

早期退職制度が一般的になってきた反面で、日本人の就業に対する意欲の高さを示す結果もある。アメリカ（13.7%）、ドイツ（2.1%）、スウェーデン（2.9%）に比べると、70歳くらいを望ましい退職年齢とする人たちが日本人には31.3%もいる[8]（韓国も32.1%という比率なので、日本人だけの傾向ではない）。つまり、定年という制度がなければ、働けるうちは組織でそのまま働き続けたいと願う人たちが､結構大勢いるということだ。その意味で、まだ働けるという自覚があるのに、定年の準備をしなければならないというのは、キャリア後期の重要課題である。

清家･山田によると､退職後の選択肢には､ただちに再就職する（27.5%）、退職後も働くつもりだが働けないでいる（19.4%）、しばらく休んで働くつもりでいる（38.6%）、ただちに引退する（14.5%）の4つのパターンがあるとのことだ[9]。

看護師の場合はどうであろうか。広島県看護協会が平成16年秋に実施したセカンドキャリア活用に関する調査の報告書をみると、退職後に、長年自分が培った看護のキャリアを活かしたいと考えている人は、管理職以外で47.9%、管理職で54.5%に上るという[10]。活躍したい領域がさまざまであることや、キャリアを活かす年齢として65～69歳までと答えた人たちが最も多い（32.5%）という結果は、定年後にも発揮できる看護師のエネルギーが感じられて頼もしい限りだ。この数字は、先に記した国際比較において、一般的な日本人が理想とする退職年齢と近似している。内閣府が、平成16年に全国の20歳以上のあらゆる年齢層の3,941名に行なった調査では[11]、何歳以上の人を高齢者もしくはお年寄りだと思うかという問いに対し、「およそ70歳以上だ」と答えた人たちが48.7%と最も多かった。これらいくつかのデータが示すように、70歳までは働きたいと思うのも自然なことであろう。

継承され、発展する看護

引退を控えたときに浮上するのが、後継者問題である。特に管理者としてのポジションが高かったり、特殊な技能をもっていたりする人が定年・引退ということになると、その後継者選びには多大なエネルギーが注がれる。

『後継学：戦国父子に学ぶ』[12]という本では、戦国時代の名将たちが明日をも知れぬわが身を意識しながら、どのように後継者を守り育てていたのかが記されている。後継者を育てるのは領土と勢力を守り拡大していくためである。そのためには、たとえ実子であっても、愛情や父子関係を断ち、自らの後継者に対して、残酷さと非情さを前面に出すことがある。史実であるだけに、そのダイナミズムには圧倒される。

突然トップが倒れた時に、後継者の準備ができていなければ、屋台骨が崩れてしまう。『指導者が倒れたとき』[13]という本は、大統領や国王級の人たちが罹患したときに、それを隠蔽するか、公表するにもどのようなタイミングで行なうのかといった話を中心に、後継者問題がいている。いざというときに、後継者選びをどうするのかといった問題が、数多くの歴史的な実話をもとに整理されていて興味深い。

さて、看護部長が引退するときには、ほとんどの場合、後継者はすでに決まっている。多くは、副部長の中から選出されるか、関連病院の管理者が転勤してきて、その職に就くことになる。ただし、最近では、当該組織の生え抜きではない人を後任に選ぶ人事も珍しくなくなった。どのような人選であっても、後継者選びは、風土を引き継いでほしい、風土を変えてほしい、弱みを補ってほしい、強みを伸ばしてほしいなどさまざまな意図があってのことだろう。いずれにせよ、看護の発展と組織の発展を願ってのことである。

１人ひとりが自らのキャリアを大切にすることが、キャリア発達の根幹である。それが繰り返され、看護が継承される。そして、看護が発展していく。そう考えると、看護師のキャリア発達は個の問題でもあり、看護全体の問題でもあることがわかる。

いつの時代にあっても社会の大事な部分を支える看護が、数え切れないくらいの看護師のキャリアから成っている。そう考えると、看護師のキャリア発達は、看護全体の問題でもあるし、社会全体の問題でもあることがわかる。

看護師が、看護師をしていてよかったと、自信と誇りをもった歩みを続けられるよう、看護師のキャリアを支え、見守っていきたい。

最後にキャリア後期を迎えた数多くの看護部長に接する中で、これまでに教えていただいた心に残ることばを挙げて、この本の締めくくりとしたい。

○看護部長の一番の仕事は、次の看護部長を決めることです。

○ When you close the curtain, another curtain will open.（幕を閉じれば、次の幕が上がる）

○組織の器が自分の器より小さく思えてしまったとき、辞めました。

○定年後、看護部長として組織を移るたびに、定年前の自分の姿がよく見えるようになりました。

○定年後の方が忙しい。身体が動く。頭が動く。

○歴史を知らない人が多すぎる。歴史を知らずしてやみくもに制度を批判してもうまくいかない。

○嫌なことをいっぱい我慢してきたから、引退したらどこかの病院でそっと看護のボランティアをして、看護が好きだと思える自分に戻りたいんです。

○私が関与した組織の問題は、私が定年になるまでには全部片付けるかカタをつけますね。次の人にまで、同じ問題を背負わせたくないですからね。

○これしかないと思って続けてきた看護だけれど、今になってみて、やっぱりこれしかなかったんだなって思います。

引用文献

1）厚生労働省大臣官房統計情報部編集：平成 16 年度保健・衛生行政業務報告，第 87 表「就業ナース数，就業場所・性・年齢階級別」より算出
2）Hall, D. T. : Careers In and Out of Organizations, Thousand Oaks, CA, Sage, P.12, 2002.
3）Sonnenfeld J. : The Hero's Farewell, Oxford Univ. Pr. 1988. 吉野壮兒訳：トップ・リーダーの引退，新潮社，1992.
4）前掲書3）P.118.
5）武谷恵美子：高齢期における就業からの引退過程と生活意識，ニッセイ基礎研究報，30, 2003.
6）東清和・渡辺三枝子・佐藤眞一他：引退過程のあり方と引退後の生活に関する研究，日本労働研究機構調査報告書 110, 1998.
7）Schein, E.H. : Career Dynamics, Matching individualand organizational needs, Addison-Wesley Publishing Company, 1978. 二村敏子・三善勝代訳：キャリア・ダイナミクス，白桃書房，1991.
8）内閣府：第5回高齢者の生活と意識に関する国際比較調査，表 43，2001.
9）清家篤，山田篤裕：高齢者就業の経済学，日本経済新聞社 . P.147-148, 2004.
10）社団法人広島県看護協会：定年退職及び定年退職を控えた看護職者のセカンドキャリア活用に関する調査，報告書，2005.
11）内閣府：年齢・加齢に対する考え方に関する意識調査結果の概要，http://www8.cao.go.jp/kourei/ishiki/h15_kenkyu/gaiyou.html より（2007 年1月 25 日時点）
12）加来耕三：後継学—戦国武士に学ぶ，時事通信社，2006.
13）Jerrold M. Post, Robert S. Robins : When Illness Strikes the Leader, Yale Univ. Pr., 1993. 佐藤佐智子訳：指導者が倒れたとき，法政大学出版社，1996.

索　引

[人名]

おわりに

ある日のこと、私の中に看護師への思いがあふれ出した。正直に言おう。看護への思いではなく、看護師への思いである。

どんな思いなのか。若輩者の私が発する言葉としては、適切ではないと叱られるかもしれない。でもそれは、看護師に対する尊敬と愛情としか言いようがない。それほど、私は看護師が好きだ。

自分は立派な臨床家になれなかったし、なることを選択しなかったが、だからこそ、現場の看護師に畏敬の気持ちを抱き続けてこられた。技術が伴わず患者さんに迷惑をかけたといって落ち込む看護師も、先輩にキツイ言葉を浴びせられたと訴える看護師も、研究が進まないと悩む看護師も、向いていないのにリーダー業務をさせられると閉口する看護師も、私からするとみんな凄い看護師だ。なぜなら“看護”を生業として引き受けた人たちだから。

看護師がさまざまな患者さんと出会うように、私は国内外のさまざまな看護師に出会ってきた。本人たちの自覚として、看護という仕事と自分の生き方が合うという人もいれば、合わないという人もいる。就職した病院や配属先の職場の特徴と自分の生活が合うという人もいれば、合わないという人もいる。看護が好きだと言いながら諸処の理由で辞めていく人もいれば、なんだかんだと言いながら長く勤めている人もいる。

いろんな看護師がいる。その数、国内の就業者だけでも約90万人。この人たちが、世の中の人々の生命を助け、生活を豊かにしようと奮闘し、生き方を支援しようと日夜看護をしている。そのことが、とにかく凄い。看護という仕事を選んだ人たちが、悩みながらも、つまずきながらも、看護をしていることが凄い。そういう看護師たちを支える管理者たちも凄い。心からそう思える。

だからこそ、少しでも多くの看護師が、少しでも長く看護に関わりたいと思えるような支援をしたい、そして看護という仕事に携わってよかったと思える仕組みづくりをしていきたいと思い続けてきた。幾多の節目や困難はあるだろうけれども、あぁ、看護をしていてよかったと思える瞬間を、少しでも多く経験することで、自らのキャリアを豊かにし、これから看護をめざす人たちのキャリアに還元してもらえるような人を育てたいと思ってきた。1994年4月から2007年3月までの13年間、看護を取り巻く環境や仕組みの適切さを追求する看護管理学の教員をしてきたのも、その思いがあってのことだ。その長年の思いをキャリア論と結びつけたのが本書だ。

本書は、看護師たちが自分たちのこれまでの歩みを確認し、今を感じ、これからを展望する足がかりになればと思って書いた。1年に満たずに辞める人もいれば、定年まで勤め上げる人もいるが、限られた人生の中で、その一部分を病院の看護師として過ごすのであれば、それが出来る限り豊かなものであってほしい。そう思って書いた。

本書の原型であった「看護師のためのキャリア論」の連載が終了すると同時に、私は大学の教員から現場の管理者へと転身した。現場と論考が乖離しないことを意識して2年間書き綴ってきたつもりだったが、現場に来てあらためて読み返してみると、厳しい現場の実情を必ずしも反映できているわけではないと感じている。熟考して書いたつもりの箇所が、現場の視点で読むと、通り一遍の記述にしか映らなかったり、強調して書きたかったことが、多様な現場では浮いた表現になったりしているからだ。しかし、敢えて大幅な修正はしなかった。本当に意味のある理論は現場と融合できるはずだという確信のもと、本書が生きたメッセージとして多くの看護師に響いてほしいと願っている。

本書を執筆した原点を忘れることなく、いずれ進化した『看護師のキャリア論2』を世に出すことを自らのキャリアに誓いつつ、ひとまず筆を置こう。

平成19年8月

花火大会の夜に、聖隷浜松病院看護部長室にて

勝原裕美子

勝原《かつはら》 裕美子《ゆみこ》

「オフィス KATSUHARA」代表

同志社大学文学部英文学科卒業後、(株) 京阪百貨店勤務。聖路加看護大学卒業後、国立循環器病センター勤務。兵庫県立看護大学教育・管理看護学講座助手、講師、助教授。同大学看護学部看護システム学助教授を経て、聖隷浜松病院副院長・総看護部長。神戸大学経営学研究科博士後期課程修了、博士(経営学)。2016 年より現職。勝原私塾塾長。
著書に『コーチングマインドを極めると、マネジメントがもっと楽しくなる（看護管理まなびラボ BOOKS)』、『組織で生きる―管理と倫理のはざまで』（医学書院）、『ビー・アサーティブ！』（医学書院）、『看護管理学習テキスト第３巻　組織管理論』（共著、日本看護協会出版会）。訳書にスザンヌ・ゴードン著『ライフサポート』（共訳、日本看護協会出版会）、ダナ・ベス・ワインバーグ著『コード・グリーン―利益重視の病院と看護の崩壊劇』（翻訳、日本看護協会出版会）、スザンヌ・ゴードン著『困難に立ち向かう看護』（監修、エルゼビア・ジャパン）、他多数。

本書は発行元がライフサポート社から照林社へ変更しました。2017 年 8 月 30 日初版第 8 刷発行の『看護師のキャリア論』と同一の内容です。

プラスワン BOOKS

看護師《かんごし》のキャリア論《ろん》

多《おお》くの節目《ふしめ》を越《こ》えて生涯《しょうがい》にわたる成長《せいちょう》の道筋《みちすじ》を見出《みいだ》すために

2024年２月25日　第１版第１刷発行

著　者　勝原《かつはら》　裕美子《ゆみこ》
発行者　有賀　洋文
発行所　株式会社照林社
〒 112-0002
東京都文京区小石川２丁目 3-23
電　話　03-3815-4921（編集）
03-5689-7377（営業）
https://www.shorinsha.co.jp/
印刷所　株式会社シナノ パブリッシングプレス
装　丁　大下賢一郎

検印省略（定価はカバーに表示してあります）
ISBN978-4-7965-8104-2